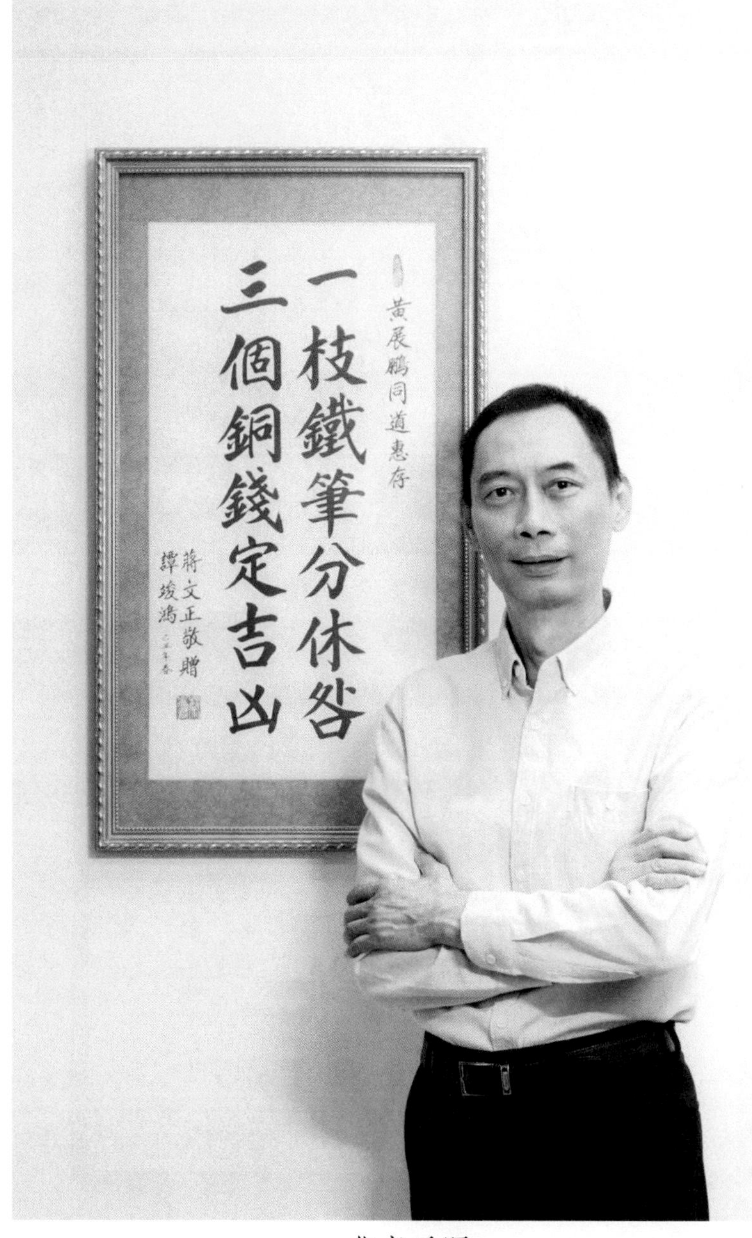

作者近照

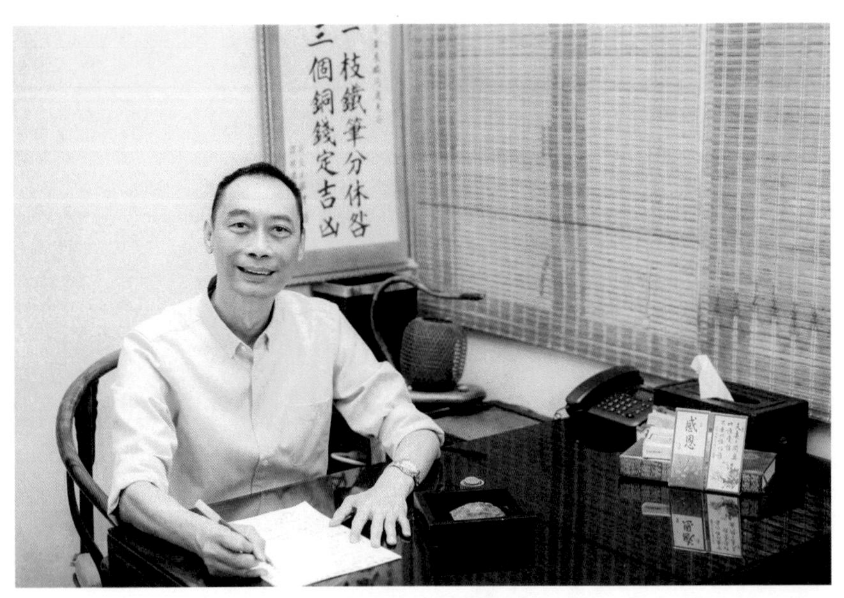

作者在聽玄居會客

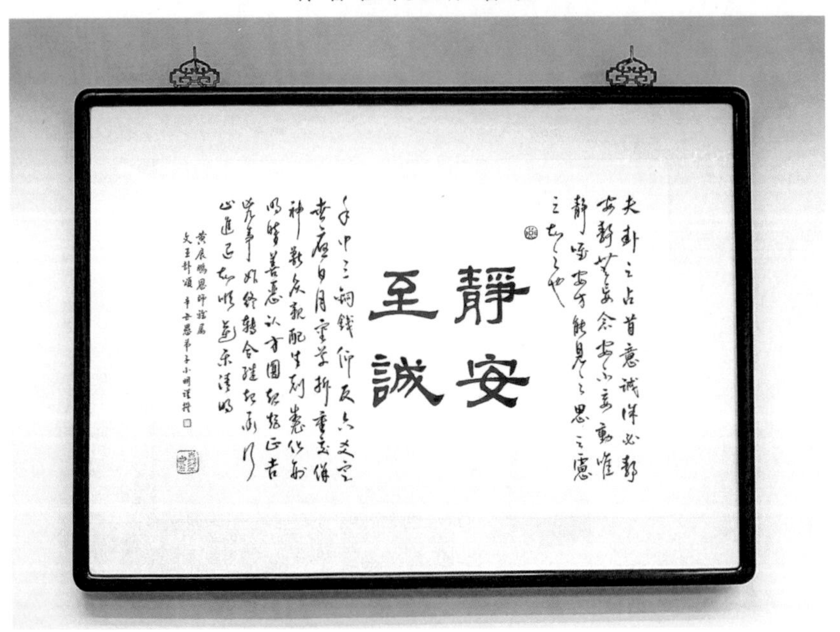

作者門生所贈書法

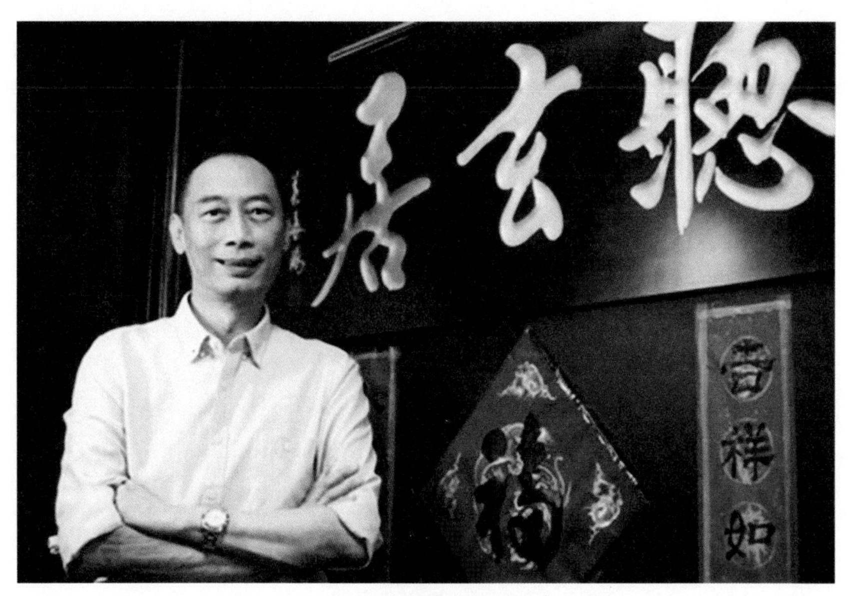

作者攝於聽玄居

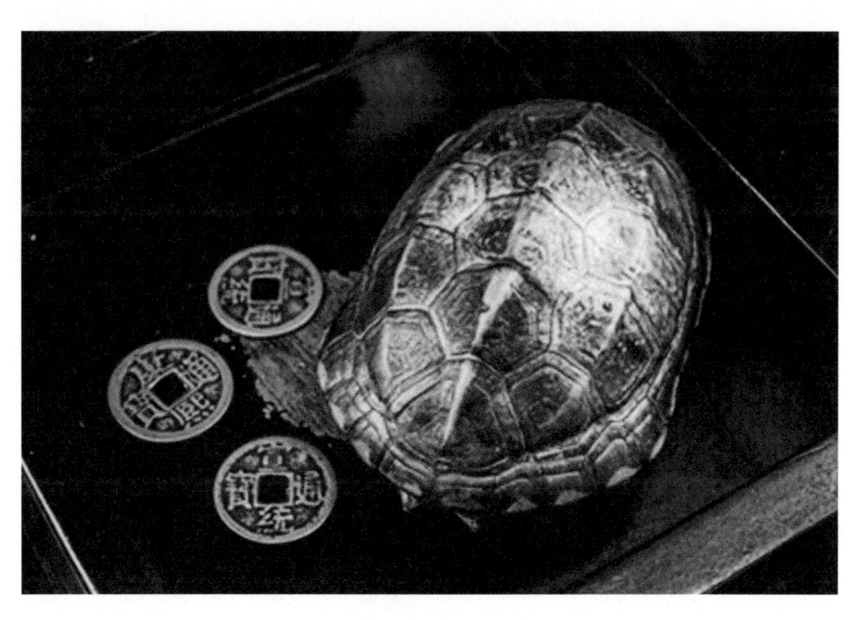

作者所用筮具

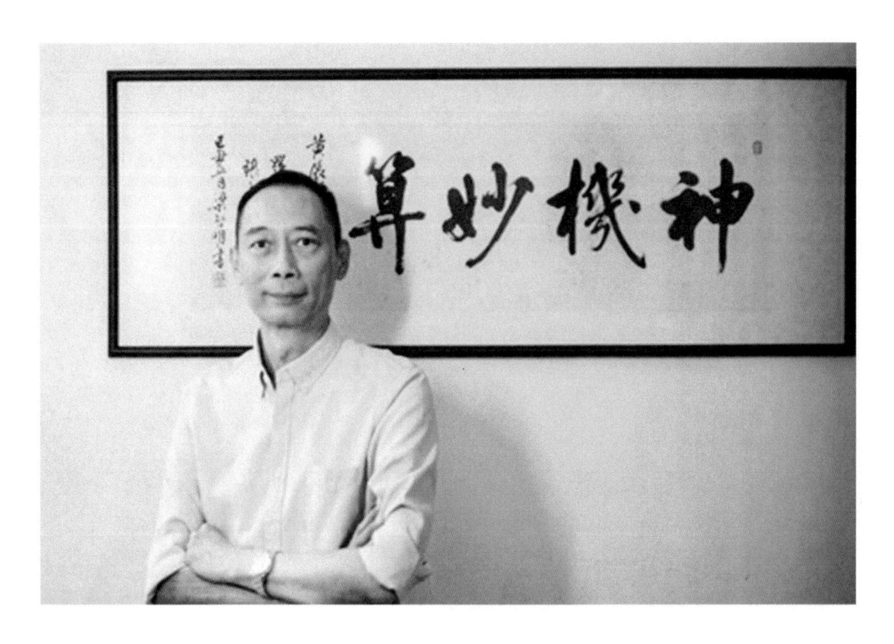

聽玄居 黃展鵬

佐敦白加士街32號盛華商業大廈9樓D室

香港電話：+852-96822988

國內電話：+86-18420028126

wongseefu1128@gmail.com

文王卦授課　堪輿風水　八字算命　占卜問卦

目錄

第二章 六親

目錄

第五章 解卦要訣

第八章　疾病篇卦例

第九章　事業篇卦例

第十章　問事篇卦例

蔣序

占卜一道，源流甚古，自甲骨文時代，經已有之。

聞說「封神榜」時代，周朝之軍師姜子牙，出征伐紂之前，亦曾占卜以決疑，云云。

而歷朝皆有變革或更新，亦代有能人闡釋發揚及改進，例如「京房」祖師，添加了也用於八字命理之「六神」，而使學理更臻完善，等等。

發展及闡揚從未間斷，可謂發展蓬勃，代有能人。

黃展鵬兄，平生喜愛玄學而埋首苦苦研習，努力經年不懈，而終學有所成，進而將其卜卦心得結集成書，實玄學界之幸。

書中內容不但詳盡細微，且解卦方法及方向，切入之角度，都令人耳目一新，可說大開眼界。

今有新書出版而命在下作叙言，實感榮幸而覺臉上添光焉。

希望黃兄以後再接再勵，以饗後學。

今謹綴數言，除了替全港玄學界高興之外，亦為後學者作一推介云爾。

嶺南堪輿學會會長

蔣文正謹誌

歲次天運癸卯二零二三年

文序

術數，令人著迷的地方是它的易經學理推演出來的預測能力。歷史上，好老師不算很多。文史哲方面首推孔子，而術數方面的只有戰國時代的鬼谷子。鬼谷子是「諸子百家」之一，縱橫家的鼻祖，更是位卓有成就的教育家。他原名王詡，自號鬼谷，民間稱為王禪老祖。他既有政治家的六韜三略，又擅長於外交家的縱橫之術，更兼有陰陽家的祖宗衣缽，預言家的江湖神算。論學識的全面，似乎更勝孔夫子。他著有《鬼谷子》一書，別稱《捭闔策》。在他傾囊相授的教育下，出了很多位歷史上有名的學生，包括孫臏，龐涓，張儀和蘇秦等，還有後來的要離、黃石、李牧、魏僚、毛遂、范蠡和狄青等等。孫臏、龐涓各有成就，都是主修兵法，兼通武術、奇門八卦；毛遂、徐福都是鬼谷子先生晚期的徒弟。毛遂就是成語毛遂自荐的毛遂，他在秦始皇父親莊襄王時代（呂不韋掌權），曾自薦於平原君趙勝，在會盟時劫持過楚王；徐福是鬼谷子先生的關門弟子，他學辟穀、氣功、修仙，兼通武術，所以秦始皇便派他去蓬萊仙島求長生葯。

坊間的術數師傅很多，但哪個是好師傅呢？記得我初學術數時，總有點博彩的心態，因為知道就算一個高學歷或預測功力頗高的師傅未必是會是一個識得教學生的好老師。較近代的風水大師沈竹礽（一八四九年七月三十一日至一九零六年）講述他學風水的經驗，便讓人知道真是好老師難求。當時沈竹礽拜訪著名玄空風水大師章仲山之後人，只能以重金要求借章仲山之《陰陽二宅錄驗》觀看一晚，於是他花了一整夜，將整部書抄寫下來。之後又花上多年時間，貫通了由楊筠松至蔣大鴻、章仲山一脈的玄空風水學。於是他重新補入注釋風水學，並把秘而不傳的玄空風水公諸於世。秘而不宣的術數觀念，到今天，仍有許多師傅這樣的想法。其實，用心教過書的人都會知道，要學懂一門學問，老師只能幫學生去到某一層次，再去到較高的層次的話，那就要靠學生的努力和天份了。

多年來，相濡也跟隨過頗多術數老師反覆學習風水、八字、紫微、梅花心易和文王卦等，我相信，每一位師傅都有他的「獨到心得」。但坦白講，當中有些術數老師講到關鍵處，便借故講其他，或說留在高班時再講等等的說話。眾多師傅中，令我拜服的好老師只有三四位，其中一位是教我文王卦的黃展鵬老師。

黃老師教授特色是先是學習基礎理論，後以實用解卦為主。要知道，若不是自信功力深厚的師傅，是不會在堂上任由學生提問或出題的，由老師解讀預測。坊間實在太多師傅事先講明不會解答學生問預測的問題，恐怕預測不準。其實，預測學哪有百分之百準？相濡總覺得最緊要有學理支持預測便是。黃師傅不但學理功力厚，最難得是他的親和力很強，深受學生愛戴，許多學生都是跟師傅學習多年，也達到用文王卦預測去謀生的階段，但他們仍然喜孜孜地準時上堂，師傅會毫無保留的教學生細膩地去拆一支卦，令學生開竅。而今師傅肯把自己一些測卦經驗寫出來，結集成書出版，真是天大喜訊，有興趣學文王卦的人或師兄師姐真的要細讀師傅這本書，一定不會令你失望，你還會拍案叫絕。

二零二三年仲秋文相濡寫於雙魚齋

伍序

師父卦理精闢，除了得自傳承之外，更加入了不少個人研究、歸納、創新。近年積極籌備出版《聽玄說卦》一書，囑弟子寫一篇序言，深感榮幸。

坊間術數師傅良莠不齊，有真材實學的雖然不少，可是濫竽充數的可能更多。師父在我遇過的「名師」之中是真正的「明師」。除了傳授易學知識之外，師父亦常用各種卦例作為藍本教導我們要摒除迷信，打破宿命論，積極面對人生種種困難，以玄學輔助尋找可行的解決方法來「趨」吉「備」凶。

追隨師父快二十年了，師父平易近人，從不故作神秘，不以高人自居，與學生弟子相處融洽，打成一片。

今次出書是師父多年心願，積累多年教學及會客經驗，厚積薄發，以最淺白的文字，清晰表達每支卦的特點，將卦理所在，重點是甚麼，需要注意的又是甚麼等等一一列出。縱使是初學者，只要有興趣有恆心，詳細閱讀及細細品味，必定能全盤理解應用。

話說回來，本書毫無疑問可以帶領各位入門，但能否精通，可以走多遠，還是要看個人投入多少時間與心力了。以我個人經驗，解卦並沒有甚麼秘笈秘技，秘訣只得一項——時間與恆心，工多藝熟而已。

深信本書必定可以為各位打開文王卦之大門，亦希望能為傳承中華瑰寶出一分棉力。

是為序。

愚弟子伍小明寫於二零二三年冬

朱序

傳統中國文化博大精深，其中《易經》是中國最古老的智慧典籍，使用了陰陽五行推演當時事物的變化和吉凶轉歸，文字簡短但內容包羅萬象極其深奧，歷代文人賢士常以鑽研《易經》為人生重要成就。儒家先聖孔子所推崇的五經之中便包括了《易經》，他更以《易傳》解說和發揮《易經》的理論，後至宋朝大儒朱熹著有《周易本義》對《易經》作出了深入的考證和淺出之解讀，使後世更易了解《易經》內容，可見古時儒家學者對《易經》之重視，亦足見《易經》難讀難明難用之難。

文王卦是《易經》占卜延伸的重要組成部分，用以預測世事、解危救急、趨吉避凶，幫助人們走出困境，作出人生中更明智的選擇。黃師傅幾十年來精心研究文王卦，其求學問的態度嚴謹，透過客觀理性的思考和邏輯批判的分析，反覆驗證卦理，去蕪求菁，完善了文王卦解卦的理論。師傅透過授課與眾多門生討論解卦理論，教學相長之下，解卦技術越見爐火純青。師傅對文王卦解卦精益求精，永不言倦的精神，讓我深深敬仰。師傅將文王卦理重新整理，對文王卦解卦有著重要性及歷史性的進展，故此書是一本不可不讀的文王卦解卦經驗和理論專書。

聽玄說卦——文王卦詳解

《聽玄說卦——文王卦詳解》集結黃師傅多年精選出來的真實案例，解卦與驗證經驗猶如瑰寶，從來也是得來不易，師傅毫無保留一一分享，實是對學習文王卦的我們有莫大裨益。我行醫多年，一直對中國文化深有研究，有幸在學習文王卦的過程中遇上了師傅，令到自己的學養更上一層樓。師傅學識淵博，不單教曉我們「伏吟反吟」和「日破月破」的卦理，更教曉我們「命由天定，境隨心轉，事在人為」。

資深執業中醫師
朱少佳
二零二三年冬

自序

余祖籍台山，生於香港，鑽研各種玄學凡四十餘載。各術各派皆有所涉獵。然芸芸種種，最喜文王卜易，凝思六爻，變幻無盡，探其原委，窮其究竟，樂趣自生，性之使然，聽之任之。

文王之術，創始至今，歷經千載，薪火相傳，代有能人，去蕪存菁。唯世事更迭，日新月異，千年之前，何來飛機汽車、電郵電視，各國關係、婚姻人事，今者昔者，不盡相同矣。

機緣所致，余於廿多年前設帳於九龍佐敦，教學相長，卦理卦義，體會日深。未敢大言修正，然六親之意，六獸之性，實需微調以應今之世情，使其歷久彌新，不至因循，為人咎病並湮沒於時代洪流。

有說文王卦理極難掌握，驟眼看之，錯綜複雜，然萬變不離其宗，物必有本末，事必有終始，環環相扣，互為因果，環環無端，周遊不息。先賢觀天察地審人事，世間萬物盡寄五行中，衍進有道，不拂不逆，事事可稽，未嘗不驗也。

今以教學講義並卦例數則，副以卦理，付梓成冊，拋磚引玉，筆墨粗疏，盼同好不吝斧正。

黃展鵬癸卯陽月書於聽玄居

鳴謝

多年來不少朋友、客戶及學生曾提議我把自己歷年研習文王卦的心得及卦例整理成書，無奈一直忙於教學以及為客戶解答疑難，始終未能成事，直至數月前幾位同學一再催促並協助整理文案，才得以把講義筆記及案例編輯成書。特此對曾為此書出心出力的各位好友及同學致以衷心感謝！

黃展鵬
二零二四年春

聽玄居編輯委員會
排名不分先後
邱慧菁、伍小明、譚剛、哈景祺、吳蘭芳、陳啟智、鄧明珠、鄧光耀、謝兆倫、鄭沛玲

第一章　卦爻陰陽五行與干支

聽玄說卦——文王卦詳解

文王卦簡介

中國的占卜術及預測命運的工具種類甚多，在五、六千年前伏羲氏根據河圖洛書畫出先天八卦。到商朝周文王根據伏羲氏的先天八卦發展為文王八卦，再分為八八六十四卦，每卦有六爻，到了漢代京房先生再加入「八宮世應」，後來到了明代再由劉伯溫先生加入五行生剋制化及陰陽動變的原理，並著有《黃金策》一書，內容豐富，而當中的理論更得到全面性的充實，故此「文王卦」直至現今時代的社會裡仍然能夠適用。而占卜之術，上至天文、下至地理及人事，甚至鬼神，古往今來，仍然是傳遞宇宙間萬事萬物的訊息，是中華民族智慧的結晶。

「文王卦」是用三個銅錢作為工具，古人都多以龜殼配合銅錢來占卜，認為龜是最具靈性的吉祥物，因其甲殼上的花紋剛巧有二十四山，並有十天干十二地支的數目，復有天地人三才，這是其他動物身上所沒有的特徵，故此以其甲殼配合三個古錢來占卜所得出訊息份外靈驗云。此外，古時亦有人用筮草，竹筒、雙手來占卜，各適其用。但無論用什麼工具，占卜者都必須要清楚說出所問的事情或課題，心靜意定，才能從卦中演繹事情的吉凶成敗，更要經過耐心和恆久的練習，才能準確把握卦中的意象，作出對問事者明確的指引。

單拆重交圖

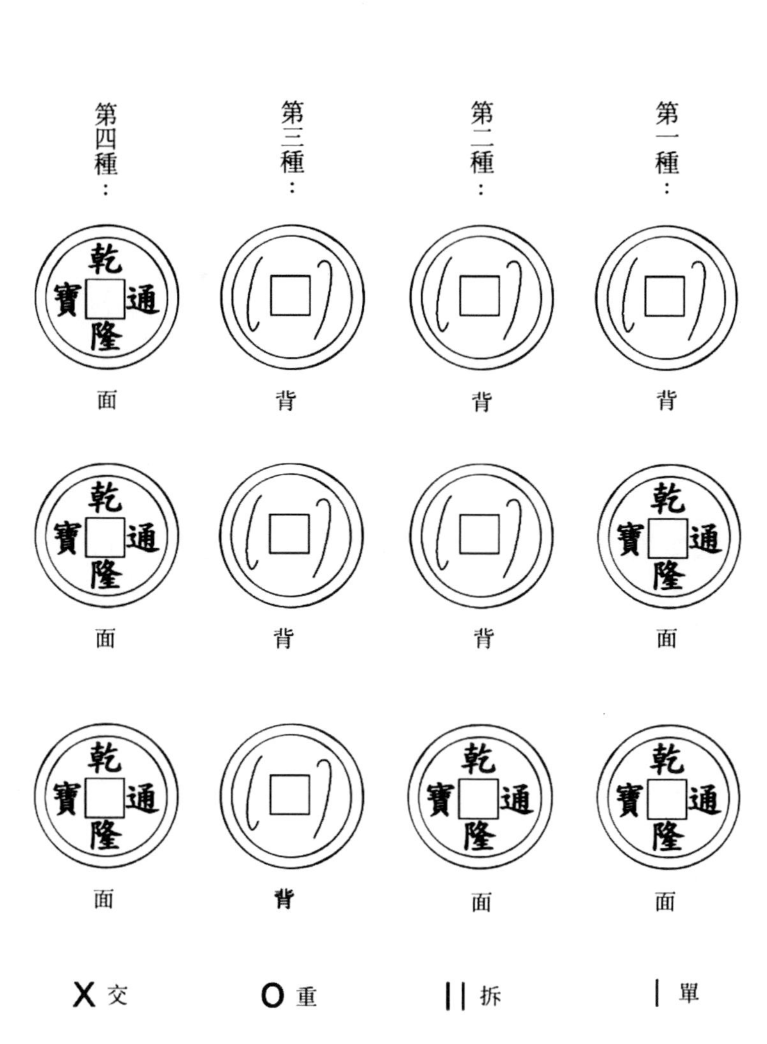

八宮六十四卦表

兌宮 屬金

兌為澤 (六沖)
世 未土 父母
酉金 兄弟
亥水 子孫
應 丑土 父母
卯木 妻賕
巳火 官鬼

澤水困 (六合)
未土 父母
酉金 兄弟
應 亥水 子孫
午火 官鬼
辰土 父母
世 寅木 妻財

澤地萃
未土 父母
應 酉金 兄弟
亥水 子孫
卯木 妻財
世 巳火 官鬼
未土 父母

澤山咸
應 未土 父母
酉金 兄弟
亥水 子孫
世 申金 兄弟
午火 官鬼 卯財
辰土 父母

水山蹇
子水 子孫
戌土 父母
世 申金 兄弟
申金 兄弟
午火 官鬼 卯財
應 辰土 父母

地山謙
酉金 兄弟
世 亥水 子孫
丑土 父母
申金 兄弟
應 午火 官鬼 卯財
辰土 父母

雷山小過 (游魂)
戌土 父母
申金 兄弟
世 午火 官鬼 亥孫
申金 兄弟
午火 官鬼 卯財
應 辰土 父母

雷澤歸妹 (歸魂)
應 戌土 父母
申金 兄弟
午火 官鬼 亥孫
世 丑土 父母
卯木 妻財
巳火 官鬼

離宮 屬火

離為火 (六沖)
世 巳火 兄弟
未土 子孫
酉金 妻財
應 亥水 官鬼
丑土 子孫
卯木 父母

火山旅 (六合)
巳火 兄弟
未土 子孫
應 酉金 妻財
申金 妻財 亥官
午火 兄弟
世 辰土 子孫 卯父

火風鼎
巳火 兄弟
應 未土 子孫
酉金 妻財
酉金 妻財
世 亥水 官鬼
丑土 子孫 卯父

火水未濟
應 巳火 兄弟
未土 子孫
酉金 妻財
世 午火 兄弟 亥官
辰土 子孫
寅木 父母

山水蒙
寅木 父母
子水 官鬼
世 戌土 子孫 酉財
午火 兄弟
辰土 子孫
應 寅木 父母

風水渙
卯木 父母
世 巳火 兄弟
未土 子孫 酉財
午火 兄弟 亥官
應 辰土 子孫
寅木 父母

天水訟 (游魂)
戌土 子孫
申金 妻財
世 午火 兄弟
午火 兄弟 亥官
辰土 子孫
應 寅木 父母

天火同人 (歸魂)
應 戌土 子孫
申金 妻財
午火 兄弟
世 亥水 官鬼
丑土 子孫
卯木 父母

巽宮 屬木

巽為風 (六沖)
世 卯木 兄弟
巳火 子孫
未土 妻財
應 酉金 官鬼
亥水 父母
丑土 妻財

風天小畜
卯木 兄弟
巳火 子孫
應 未土 妻財
辰土 妻財 酉官
寅木 兄弟
世 子水 父母

風火家人
卯木 兄弟
應 巳火 子孫
未土 妻財
亥水 父母 酉官
世 丑土 妻財
卯木 兄弟

風雷益
應 卯木 兄弟
巳火 子孫
未土 妻財
世 辰土 妻財 酉官
寅木 兄弟
子水 父母

天雷无妄 (六沖)
戌土 妻財
申金 官鬼
世 午火 子孫
辰土 妻財
寅木 兄弟
應 子水 父母

火雷噬嗑
巳火 子孫
世 未土 妻財
酉金 官鬼
辰土 妻財
應 寅木 兄弟
子水 父母

山雷頤 (游魂)
寅木 兄弟
子水 父母 巳孫
世 戌土 妻財
辰土 妻財 酉官
寅木 兄弟
應 子水 父母

山風蠱 (歸魂)
應 寅木 兄弟
子水 父母 巳孫
戌土 妻財
世 酉金 官鬼
亥水 父母
丑土 妻財

坤宮 屬土

坤為地 (六沖)
世 酉金 子孫
亥水 妻財
丑土 兄弟
應 卯木 官鬼
巳火 父母
未土 兄弟

地雷復 (六合)
酉金 子孫
亥水 妻財
應 丑土 兄弟
辰土 兄弟
寅木 官鬼 巳父
世 子水 妻財

地澤臨
酉金 子孫
應 亥水 妻財
丑土 兄弟
丑土 兄弟
世 卯木 官鬼
巳火 父母

地天泰 (六合)
應 酉金 子孫
亥水 妻財
丑土 兄弟
世 辰土 兄弟
寅木 官鬼 巳父
子水 妻財

雷天大壯 (六沖)
戌土 兄弟
申金 子孫
世 午火 父母
辰土 兄弟
寅木 官鬼
應 子水 妻財

澤天夬
未土 兄弟
世 酉金 子孫
亥水 妻財
辰土 兄弟
應 寅木 官鬼 巳父
子水 妻財

水天需 (游魂)
子水 妻財
戌土 兄弟
世 申金 子孫
辰土 兄弟
寅木 官鬼 巳父
應 子水 妻財

水地比 (歸魂)
應 子水 妻財
戌土 兄弟
申金 子孫
世 卯木 官鬼
巳火 父母
未土 兄弟

艮宮 屬土

艮為山 (六沖)

世應	爻	干支	六親	伏神
世	▅▅▅▅	寅木	官鬼	
	▅▅ ▅▅	子水	妻財	
	▅▅ ▅▅	戌土	兄弟	
應	▅▅▅▅	申金	子孫	
	▅▅ ▅▅	午火	父母	
	▅▅ ▅▅	辰土	兄弟	

山火賁 (六合)

世應	爻	干支	六親	伏神
	▅▅▅▅	寅木	官鬼	
	▅▅ ▅▅	子水	妻財	
應	▅▅ ▅▅	戌土	兄弟	
	▅▅▅▅	亥水	妻財	申孫
	▅▅ ▅▅	丑土	兄弟	午父
世	▅▅▅▅	卯木	官鬼	

山天大畜

世應	爻	干支	六親	伏神
	▅▅▅▅	寅木	官鬼	
應	▅▅ ▅▅	子水	妻財	
	▅▅ ▅▅	戌土	兄弟	
	▅▅▅▅	辰土	兄弟	申孫
世	▅▅▅▅	寅木	官鬼	午父
	▅▅▅▅	子水	妻財	

山澤損

世應	爻	干支	六親	伏神
應	▅▅▅▅	寅木	官鬼	
	▅▅ ▅▅	子水	妻財	
	▅▅ ▅▅	戌土	兄弟	
世	▅▅ ▅▅	丑土	兄弟	申孫
	▅▅▅▅	卯木	官鬼	
	▅▅▅▅	巳火	父母	

火澤睽

世應	爻	干支	六親	伏神
	▅▅▅▅	巳火	父母	
	▅▅ ▅▅	未土	兄弟	子財
世	▅▅▅▅	酉金	子孫	
	▅▅ ▅▅	丑土	兄弟	
	▅▅▅▅	卯木	官鬼	
應	▅▅▅▅	巳火	父母	

天澤履

世應	爻	干支	六親	伏神
	▅▅▅▅	戌土	兄弟	
世	▅▅▅▅	申金	子孫	子財
	▅▅▅▅	午火	父母	
	▅▅ ▅▅	丑土	兄弟	
應	▅▅▅▅	卯木	官鬼	
	▅▅▅▅	巳火	父母	

風澤中孚 (游魂)

世應	爻	干支	六親	伏神
	▅▅▅▅	卯木	官鬼	
	▅▅▅▅	巳火	父母	子財
世	▅▅ ▅▅	未土	兄弟	
	▅▅ ▅▅	丑土	兄弟	申孫
	▅▅▅▅	卯木	官鬼	
應	▅▅▅▅	巳火	父母	

風山漸 (歸魂)

世應	爻	干支	六親	伏神
應	▅▅▅▅	卯木	官鬼	
	▅▅▅▅	巳火	父母	子財
	▅▅ ▅▅	未土	兄弟	
世	▅▅▅▅	申金	子孫	
	▅▅ ▅▅	午火	父母	
	▅▅ ▅▅	辰土	兄弟	

坎宮 屬水

坎為水 (六沖)

世應	爻	干支	六親	伏神
世	▅▅ ▅▅	子水	兄弟	
	▅▅▅▅	戌土	官鬼	
	▅▅ ▅▅	申金	父母	
應	▅▅ ▅▅	午火	妻財	
	▅▅▅▅	辰土	官鬼	
	▅▅ ▅▅	寅木	子孫	

水澤節

世應	爻	干支	六親	伏神
	▅▅ ▅▅	子水	兄弟	
	▅▅▅▅	戌土	官鬼	
應	▅▅ ▅▅	申金	父母	
	▅▅ ▅▅	丑土	官鬼	
	▅▅▅▅	卯木	子孫	
世	▅▅▅▅	巳火	妻財	

水雷屯

世應	爻	干支	六親	伏神
	▅▅ ▅▅	子水	兄弟	
應	▅▅▅▅	戌土	官鬼	
	▅▅ ▅▅	申金	父母	
	▅▅ ▅▅	辰土	官鬼	午財
世	▅▅ ▅▅	寅木	子孫	
	▅▅▅▅	子水	兄弟	

水火既濟

世應	爻	干支	六親	伏神
應	▅▅ ▅▅	子水	兄弟	
	▅▅▅▅	戌土	官鬼	
	▅▅ ▅▅	申金	父母	
世	▅▅▅▅	亥水	兄弟	午財
	▅▅ ▅▅	丑土	官鬼	
	▅▅▅▅	卯木	子孫	

澤火革

世應	爻	干支	六親	伏神
	▅▅ ▅▅	未土	官鬼	
	▅▅▅▅	酉金	父母	
世	▅▅▅▅	亥水	兄弟	
	▅▅▅▅	亥水	兄弟	午財
	▅▅ ▅▅	丑土	官鬼	
應	▅▅▅▅	卯木	子孫	

雷火豐

世應	爻	干支	六親	伏神
	▅▅ ▅▅	戌土	官鬼	
世	▅▅ ▅▅	申金	父母	
	▅▅▅▅	午火	妻財	
	▅▅▅▅	亥水	兄弟	
應	▅▅ ▅▅	丑土	官鬼	
	▅▅▅▅	卯木	子孫	

地火明夷 (游魂)

世應	爻	干支	六親	伏神
	▅▅ ▅▅	酉金	父母	
	▅▅ ▅▅	亥水	兄弟	
世	▅▅ ▅▅	丑土	官鬼	
	▅▅▅▅	亥水	兄弟	午財
	▅▅ ▅▅	丑土	官鬼	
應	▅▅▅▅	卯木	子孫	

地水師 (歸魂)

世應	爻	干支	六親	伏神
應	▅▅ ▅▅	酉金	父母	
	▅▅ ▅▅	亥水	兄弟	
	▅▅ ▅▅	丑土	官鬼	
世	▅▅ ▅▅	午火	妻財	
	▅▅▅▅	辰土	官鬼	
	▅▅ ▅▅	寅木	子孫	

震宮 屬木

震為雷 (六沖)

世應	爻	干支	六親	伏神
世	▅▅ ▅▅	戌土	妻財	
	▅▅ ▅▅	申金	官鬼	
	▅▅▅▅	午火	子孫	
應	▅▅ ▅▅	辰土	妻財	
	▅▅ ▅▅	寅木	兄弟	
	▅▅▅▅	子水	父母	

雷地豫 (六合)

世應	爻	干支	六親	伏神
	▅▅ ▅▅	戌土	妻財	
	▅▅ ▅▅	申金	官鬼	
應	▅▅▅▅	午火	子孫	
	▅▅ ▅▅	卯木	兄弟	
	▅▅ ▅▅	巳火	子孫	
世	▅▅ ▅▅	未土	妻財	子水

雷水解

世應	爻	干支	六親	伏神
	▅▅ ▅▅	戌土	妻財	
應	▅▅ ▅▅	申金	官鬼	
	▅▅▅▅	午火	子孫	
	▅▅ ▅▅	午火	子孫	
世	▅▅▅▅	辰土	妻財	
	▅▅ ▅▅	寅木	兄弟	子父

雷風恒

世應	爻	干支	六親	伏神
應	▅▅ ▅▅	戌土	妻財	
	▅▅ ▅▅	申金	官鬼	
	▅▅▅▅	午火	子孫	
世	▅▅▅▅	酉金	官鬼	
	▅▅▅▅	亥水	父母	寅兄
	▅▅ ▅▅	丑土	妻財	

地風升

世應	爻	干支	六親	伏神
	▅▅ ▅▅	酉金	官鬼	
	▅▅ ▅▅	亥水	父母	
世	▅▅ ▅▅	丑土	妻財	午孫
	▅▅▅▅	酉金	官鬼	
	▅▅▅▅	亥水	父母	寅兄
應	▅▅ ▅▅	丑土	妻財	

水風井

世應	爻	干支	六親	伏神
	▅▅ ▅▅	子水	父母	
世	▅▅▅▅	戌土	妻財	
	▅▅ ▅▅	申金	官鬼	午孫
	▅▅▅▅	酉金	官鬼	
應	▅▅▅▅	亥水	父母	寅兄
	▅▅ ▅▅	丑土	妻財	

澤風大過 (游魂)

世應	爻	干支	六親	伏神
	▅▅ ▅▅	未土	妻財	
	▅▅▅▅	酉金	官鬼	
世	▅▅▅▅	亥水	父母	午孫
	▅▅▅▅	酉金	官鬼	
	▅▅▅▅	亥水	父母	寅兄
應	▅▅ ▅▅	丑土	妻財	

澤雷隨 (歸魂)

世應	爻	干支	六親	伏神
應	▅▅ ▅▅	未土	妻財	
	▅▅▅▅	酉金	官鬼	
	▅▅▅▅	亥水	父母	午孫
世	▅▅ ▅▅	辰土	妻財	
	▅▅ ▅▅	寅木	兄弟	
	▅▅▅▅	子水	父母	

乾宮 屬金

乾為天 (六沖)

世應	爻	干支	六親	伏神
世	▅▅▅▅	戌土	父母	
	▅▅▅▅	申金	兄弟	
	▅▅▅▅	午火	官鬼	
應	▅▅▅▅	辰土	父母	
	▅▅▅▅	寅木	妻財	
	▅▅▅▅	子水	子孫	

天風姤

世應	爻	干支	六親	伏神
	▅▅▅▅	戌土	父母	
	▅▅▅▅	申金	兄弟	
應	▅▅▅▅	午火	官鬼	
	▅▅▅▅	酉金	兄弟	
	▅▅▅▅	亥水	子孫	寅財
世	▅▅ ▅▅	丑土	父母	

天山遯

世應	爻	干支	六親	伏神
	▅▅▅▅	戌土	父母	
應	▅▅▅▅	申金	兄弟	
	▅▅▅▅	午火	官鬼	
	▅▅▅▅	申金	兄弟	
世	▅▅ ▅▅	午火	官鬼	寅財
	▅▅ ▅▅	辰土	父母	子孫

天地否 (六合)

世應	爻	干支	六親	伏神
應	▅▅▅▅	戌土	父母	
	▅▅▅▅	申金	兄弟	
	▅▅▅▅	午火	官鬼	
世	▅▅ ▅▅	卯木	妻財	
	▅▅ ▅▅	巳火	官鬼	
	▅▅ ▅▅	未土	父母	子孫

風地觀

世應	爻	干支	六親	伏神
	▅▅▅▅	卯木	妻財	
	▅▅▅▅	巳火	官鬼	申兄
世	▅▅ ▅▅	未土	父母	
	▅▅ ▅▅	卯木	妻財	
	▅▅ ▅▅	巳火	官鬼	
應	▅▅ ▅▅	未土	父母	子孫

山地剝

世應	爻	干支	六親	伏神
	▅▅▅▅	寅木	妻財	
世	▅▅ ▅▅	子水	子孫	申兄
	▅▅ ▅▅	戌土	父母	
	▅▅ ▅▅	卯木	妻財	
應	▅▅ ▅▅	巳火	官鬼	
	▅▅ ▅▅	未土	父母	

火地晉 (游魂)

世應	爻	干支	六親	伏神
	▅▅▅▅	巳火	官鬼	
	▅▅ ▅▅	未土	父母	
世	▅▅▅▅	酉金	兄弟	
	▅▅ ▅▅	卯木	妻財	
	▅▅ ▅▅	巳火	官鬼	
應	▅▅ ▅▅	未土	父母	子孫

火天大有 (歸魂)

世應	爻	干支	六親	伏神
應	▅▅▅▅	巳火	官鬼	
	▅▅ ▅▅	未土	父母	
	▅▅▅▅	酉金	兄弟	
世	▅▅▅▅	辰土	父母	
	▅▅▅▅	寅木	妻財	
	▅▅▅▅	子水	子孫	

八卦之陰陽

陰卦：坤、巽、離、兌。
陽卦：乾、震、坎、艮。

八卦的五行

乾、兌為金。
坎為水。
離為火。
艮、坤為土。
震、巽為木。

十天干

甲、乙、丙、丁、戊、己、庚、辛、壬、癸。

十二地支

子、丑、寅、卯、辰、巳、午、未、申、酉、戌、亥。

干支陰陽

陽天干　甲、丙、戊、庚、壬。

陰天干　乙、丁、己、辛、癸。

陽地支　子、寅、辰、午、申、戌。

陰地支　丑、亥、酉、未、巳、卯。

天干地支五行所屬

五行	地支	天干
東方木	寅卯	甲乙
南方火	巳午	丙丁
西方金	申酉	庚辛
北方水	亥子	壬癸
中央土	辰戌丑未	戊己

六十花甲子

甲子	甲戌	甲申	甲午	甲辰	甲寅
乙丑	乙亥	乙酉	乙未	乙巳	乙卯
丙寅	丙子	丙戌	丙申	丙午	丙辰
丁卯	丁丑	丁亥	丁酉	丁未	丁巳
戊辰	戊寅	戊子	戊戌	戊申	戊午
己巳	己卯	己丑	己亥	己酉	己未
庚午	庚辰	庚寅	庚子	庚戌	庚申
辛未	辛巳	辛卯	辛丑	辛亥	辛酉
壬申	壬午	壬辰	壬寅	壬子	壬戌
癸酉	癸未	癸巳	癸卯	癸丑	癸亥

六十花甲子是由甲子開始，由於天干有十個，地支有十二個，順序由甲排至癸，故此空亡的地支必定有二個，而陽天干配陽地支，陰天干配陰地支，十日為一旬，互相組成六十個組合，由於六十花甲子是由甲子為首，故此凡稱花甲之年或甲子之歲皆表示六十了。

五行相生相剋

五行即金木水火土。

相生：木生火，火生土，土生金，金生水，水生木。

相剋：木剋土，土剋水，水剋火，火剋金，金剋木。

比和：木比木，火比火，土比土，金比金，水比水。

地支之會局：巳酉丑會金局，申子辰會水局，亥卯未會木局，寅午戌會火局。

五行相沖

子午沖、丑沖未、寅沖申、卯沖酉、辰沖戌、巳沖亥。

五行相剋

金剋木、木剋土、火剋金、水剋火、土剋水。

五行相生

金生水、水生木、木生火、火生土、土生金。

地支六合

子丑合為剋合、寅亥合為生合、卯戌合為剋合、辰酉合為生合、巳申合為剋合、午未合為生合。

五行四時休旺

五行中旺相休囚死中，「旺」指處於旺盛態。「相」指處於次旺狀態。「休」指休然無事，亦即退休。「囚」指衰落被囚。「死」指被剋制而生氣全無。

五行周遊於四時，故四時之中，金、木、水、火、土，無時不有。由於四時變遷，寒、暖、燥、濕的不同，所以五行亦受此自然環境的影響，而發生著旺衰起伏週期變化。旺者，會由旺轉衰，衰者亦由衰而旺，迴圈無窮並且由五行相互生剋制化產生不同的關係，故此同一時期中，旺相休囚死各種五行衰旺的程度完全不同，而且每一時段只有一行最旺，也只有一行是最衰的。

五行的旺相休囚死表：

五行＼四季	春寅卯月	夏巳午月	秋申酉月	冬亥子月	四季月辰戌丑未
木	旺	休	死	相	囚
火	相	旺	囚	死	休
土	死	相	休	囚	旺
金	囚	死	旺	休	相
水	休	囚	相	旺	死

按照上面的概括，我們可以看出五行旺相休囚死如下規律：當令的旺，旺生的相，生旺的休，尅旺的囚，旺尅的死。比如用木示例，春天是木當令的季節，所以木旺，火是木生出來的，所以火相。水如同生木的母親，現在木已長成旺盛之勢，母親便可退居一旁，所以水休，春木旺盛，金已無力尅伐，所以靠邊站而金囚。土是木所尅的，現在木既當令，氣勢強旺，所以土死。

第二章　六親

六親的定義

六親是用宮位的五行與地支所產生的相生相剋或比和而形成：

生我者為父母。

我生者為子孫。

剋我者為官鬼。

我剋者為妻財。

比和者為兄弟。

六親速查圖表

爻／卦	戌未辰丑（土）	申酉（金）	巳午（火）	寅卯（木）	亥子（水）
乾兌（金）	父母	兄弟	官鬼	妻財	子孫
坤艮（土）	兄弟	子孫	父母	官鬼	妻財
震巽（木）	妻財	官鬼	子孫	兄弟	父母
離（火）	子孫	妻財	兄弟	父母	官鬼
坎（水）	官鬼	父母	妻財	子孫	兄弟

用五行的相生相剋及比和定六親

父母生兄弟	父母剋子孫
兄弟生子孫	子孫剋官鬼
子孫生妻財	官鬼剋兄弟
妻財生官鬼	兄弟剋妻財
官鬼生父母	妻財剋父母

六神亦稱為六獸

六獸是用占卦當日的天干由初爻起定六獸的名稱，而六獸各有其代表的性格和特質，在斷卦的過程中，六獸可以顯示出人物的性格和事情的發展，如問事為姻緣者，青龍為正配，勾陳為情夫等等，但六獸是不能代表所占的事情或人物的吉凶成敗，最終仍是以五行為最後的定斷，故此，六獸只是代表訊息和人物的特質而已。

六獸的性格和特性

青龍：主正配、正義、忠心、又主財帛、吉祥、喜慶、享樂、福祿、清高脫俗。

朱雀：主美麗、口舌是非、快速、光明、郵匯、電訊、飛行、能言善辯。

勾陳：為陽土，代表大地、田地、勾絆、阻滯、牽制、遲到、進度緩慢、糾纏、誠意、不夠靈活、自制力強。

螣蛇：為陰土，故與勾陳有別，主要代表陰靈、驚疑、怪異、陰德、定數、夙緣、佛口蛇心、死亡。

白虎：主血光、手術、車禍、痛苦、受傷、疾病、死亡、喪事、孝服、利器、殘忍、心計。

玄武：主色慾風流、淫邪、輕浮、虛損、盜賊、鼠輩、淫亂、縱慾過度、欺騙、虛偽、思想開放、賭博、不正派。

注意：六獸是反映人物或事情的狀況，絕不是用六獸決定事情的成敗吉凶，因為卦中的結局是由五行、變爻和日月對卦中之六親所產生的扶抑而決定吉凶。

六神口訣

甲乙起青龍、丙丁起朱雀、戊日起勾陳、己日起螣蛇、庚辛起白虎、壬癸起玄武。

六神五行

青龍屬木，朱雀屬火，勾陳螣蛇屬土，白虎屬金，玄武屬水。

六神發動訣

青龍發動附用通，進財進祿福無窮。臨仇遇忌都無益，酒色成災在此中。
朱雀交重文印旺，煞神相併漫勞功。是非口舌皆因此，動出生身卻利公。
勾陳發動憂田土，累歲困頓為忌逢。生用有情方是吉，若然安靜不迷濛。
螣蛇鬼克憂索絆，怪夢陰魔暗裡攻。持木落空休道吉，逢沖之日莫逃凶。
白虎交重喪惡事，官司疾患必成凶。持金動克妨人口，遇火生身便不同。

玄武動搖多暗昧，若臨官鬼賊交攻。有情生世邪無犯，仇忌臨之姦盜凶。

六親用神

父母爻：

凡占父母、祖父母、養父母、外公外婆、叔伯父、姑父母、外父母、岳父母、舅父母、老師以及一切長輩及尊者的意思。

凡占家宅、宅舍、牆壁、屋宇、橋樑、土地、基建、墓地、學校、醫院、國家。

凡占汽車、船、飛機、交通工具、鐵路交通、運輸、手提電話。

凡占有關申請、契約、文件、書信、簽字、學業成績表、合約、婚書、通告、消息、電郵、電子賬戶。

凡占天氣，父母爻代表雨天、雪和風暴的訊號。以上各項皆以父母爻為用神。

兄弟爻：

卦中以比和者同輩者為兄弟爻，故此凡以問兄弟、姊妹、朋友、同學、師兄弟、平輩、同事、表兄弟姊妹、義兄弟等，皆以兄弟爻為用神。

子孫爻：

凡占後輩、嬰兒、子孫、女婿、兒女、姪輩、下屬、門徒、寵物六畜。

凡占藥物、醫生、僧道、宗教、道士、技藝、避亂、解憂、歡樂、清閒、娛樂事業。

凡占天氣，孫爻代表晴天、無雲、陽光普照，以上各項皆以子孫爻為用神。

子孫爻有剋官的特質，故問病世持子孫爻為福神無憂，但若問官祿、官運、子孫爻則為忌神。

官鬼爻：

凡占政府、官職、功名、政府公務員、官運、軍隊、警員、古人、議員、求職、上司、鬼怪、陰靈，皆以官鬼爻為代表。

凡占病厄，傳染病、盜賊、憂患、人禍，災難、雷電，風雨、地震、海嘯、官非，亦要留意官鬼爻。

凡女占姻緣，官鬼爻代表男朋友、未婚夫、丈夫、情人。

凡占生意，官鬼爻代表顧客、銷情、訂單。

官鬼爻為剋身之物，故凡占一切不利於自己的事情、皆以官鬼爻為忌神。

妻財爻：

凡占女朋友、未婚妻、妻子、妾侍、嫂、弟婦、生財用具、糧食、財利、價錢、首飾、財物、薪酬、賞金、年中花紅，財為我剋之事，故一切擁有及控制之事，均以財爻為用神。

注意：凡占卦者，清楚所占是何事後再取用神，以用神為卦中之重點，配合當時的時令衡量旺弱，再以卦中的動爻及日、月對所占之事的五行所產生的生剋沖合等作用，來判斷事情的結局吉凶。

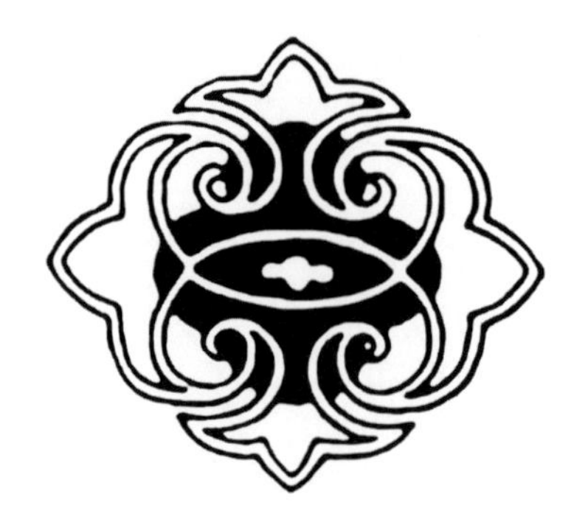

第三章　用神、世應、飛伏

斷卦的取用神基本方法

在問卦的過程中，必須要先清楚所問的為何事，及卦中的六親用神。因為整支卦中有父母、官鬼、妻財、子孫及兄弟爻，如捉錯用神，整支卦的取向和結局都會截然不同。故如問長輩疾病，是以父爻為用神。問子女下屬，以子孫爻為用神。自占問病以官鬼為忌神等等，所以不能準確捉用神就無法得到正確的答案。

世應的應用

凡自占者皆以世爻為自己，而應爻為問事情或人物的結局。但無論自占或代占俱以用神及應爻兼看，不能單以應爻為事情之結局，代占者則以應爻及用神為準，互相配合參詳所占之事才能得出準確的答案。

占卦的功能有自占及代占的分別。自占者以世爻為自己，應爻為問事情的結局或人物和問事的成敗吉凶的最終結果，再以問事的用神，如自占問病，以官爻為忌神，代表病情、病情的進展，而孫爻則為用神，代表醫生和藥物對官鬼爻的制衡力量，配合應爻為事情的結局。

代占是所問的任何事情及人物而對方是不知道的，都是代占的形式。如占自己的兒女例如：學業、健康、由於女兒是不知道的，這些都是代占的形式，代占者皆以用神及應爻互相配合，才能夠令所占的事情有準確的答案。

遊魂卦歸魂卦

遊魂卦及歸魂卦在問病或求謀都較為不利，遊魂卦指在每宮之中的第七卦，代表事情反覆、去留不一、意志不堅定、事情反覆不前，難有寸進，心意難安之象，而古書有謂：「遊魂不歸家」之說，而歸魂卦為第八卦，有謂：「歸魂不出疆」之說，代表事情有被約束受困，難有突破性發展，祇有糾纏、限制的感覺，故此古書對問病亦怕歸魂之說。

飛神伏神

每一支卦都必須要五行俱全，若有五行不齊的情況，都必須要在該卦之首卦尋找，無論所欠的是否為用神，都必須要編上。卦中欠缺的五行稱為「伏神」，而伏神所依附之爻稱為

「飛神」，而飛伏之間，由於無比和的關係，故此飛伏之間祇存有生剋的關係，而伏神又為卦中之用神，若用神不上卦，對所占之事件都屬較為不吉之象，而由於飛伏之間祇有生剋的關係，故當伏神為用時，最喜飛來生伏得長生，最忌飛來剋伏反傷身。如乾宮的「天山遯」，坎宮的「水雷屯」，兌宮的「雷山小過」，都有六親不足之象，亦要從該卦的卦首中編上。

例如乾宮的「天風姤」都有六親不足情況，本卦中並沒有財爻，故此必須要在乾宮的首卦「乾為天」尋回財爻的位置，而財爻在「乾為天」的首卦是在二爻，故此「天風姤」的財爻伏在飛神亥水孫爻之下，寅財稱為伏神。而亥水孫爻稱為飛神。而其他宮位欠缺六親的時候，亦必須在該宮位的首卦尋找所欠缺的六親，餘此類推。

飛伏生剋吉凶訣

伏剋飛神為出暴，飛來剋伏反傷身。
伏去生飛名洩氣，飛來生伏得長生。
爻逢伏剋飛無事，用見飛傷伏不寧。
飛伏不和為無助，伏藏出現審來由。

第四章　空亡、進神退神、四時休旺

六十甲子旬空表

										空亡
甲子	乙丑	丙寅	丁卯	戊辰	己巳	庚午	辛未	壬申	癸酉	戌亥
甲戌	乙亥	丙子	丁丑	戊寅	己卯	庚辰	辛巳	壬午	癸未	申酉
甲申	乙酉	丙戌	丁亥	戊子	己丑	庚寅	辛卯	壬辰	癸巳	午未
甲午	乙未	丙申	丁酉	戊戌	己亥	庚子	辛丑	壬寅	癸卯	辰巳
甲辰	乙巳	丙午	丁未	戊申	己酉	庚戌	辛亥	壬子	癸丑	寅卯
甲寅	乙卯	丙辰	丁巳	戊午	己未	庚申	辛酉	壬戌	癸亥	子丑

旬空又名空亡（真空亡，假空亡）

凡空亡者皆以占卦當日的日子定空亡，其意象代表無實力、虛空、不知所措、無信心，如再受日辰或動爻來沖，亦解作事情有變化。空亡不能一概而論為不吉象，如所占之事為忌神則吉。總而言之，用神臨空、化空、空化空，都多為不吉之象，而空亡亦有分真空及假空亡。

假空亡：

卦中空亡之爻有日、月、變爻發動來生扶，或值旺相都是假空亡。

真空亡：

卦中空亡之爻被日月變爻發動來剋，或身處休囚死絕之地，全無生扶，為真空亡，亦可解作不能填實，無結果的意思。

由於空亡為無實力，虛空不實之象，故對一些避險、災難性、憂患、死亡、疾病官非、潛逃、都作吉論，但如占求財、尋人、健康、事業、官祿、姻緣、遠行、用神就不能夠空亡。

用神空亡訣

發動逢進不謂空，靜空遇剋卻為空。
忌神最喜逢空吉，用與原神不可空。
春土夏金秋樹木，三冬逢火是真空。
旬空又值真空象，再遇爻傷到底空。

進神

進神是指卦中的動爻，與本爻同一五行者化進，稱為進神。如寅化卯、巳化午、申化酉、亥化子、丑化辰、辰化未、未化戌、戌化丑。爻化進代表所占的之事情進展良好，而用神化進代表其實力加強為吉，忌神化進則凶。動爻化進值月或有日辰生扶則錦上添花，如動爻休囚無氣化空，則代表虛假幻象，心有餘力不足，如動爻逢月破、出破、爻的力量及吉凶才能漸見。

退神

退神是指卦中的動爻由本爻化出同一五行，化退稱為退神，如卯化寅，午化巳，酉化申，子化亥，辰化丑，戌化未，未化辰，丑化戌。爻象化退，代表所問之事漸漸衰弱，步向失敗或心灰意冷，其力減弱，如為用神不吉，如占之事為凶事反為吉象。

凡是進神或退神，由動爻化出而時值旺相或值日辰、月建或有動爻生旺，對所占之事情都有影響。如進神旺相，則事半功倍，垂手可得，但若進神休囚無氣，則為虛假之象。若退神旺相，目下影響不大，但有心無力，不得不退，對所占之事為用神者，亦為不吉之象，若值旬空、月破，亦要待填實，出空方見吉空。

卜筮禱文

天何言哉，叩之即應，神之靈矣，感而遂通，今弟子某某占某某事，現請伏羲、孔子、文王、鬼谷仙師、占卦童子、翻卦童郎，惟神惟靈，若可若否，尚明告知。

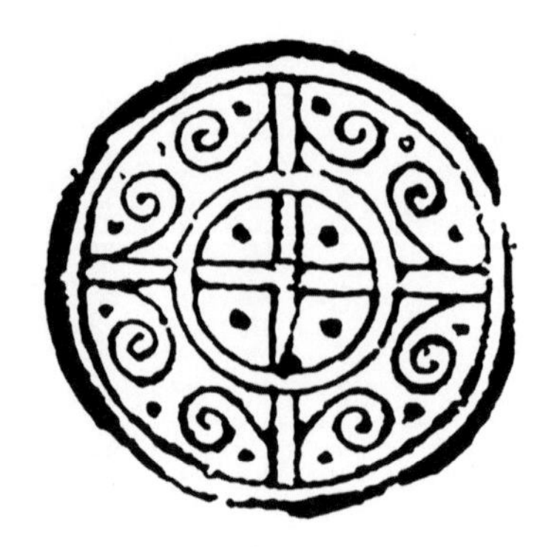

第五章　解卦要訣

解卦要注意的事項

用神：

要對每卦所問之事了解及清楚所問之為何事，如問長輩之事，用神為卦中父爻，問錢財則以財爻為用神，問平輩以兄弟爻為用神。問下屬、子女以孫爻為用神。問疾病長輩以官鬼爻為用神等等。

忌神：

大凡剋制用神者稱為忌神，如問財，則兄爻為忌神，因兄爻剋財，故此兄爻為此卦之忌神，若問長輩之事財爻為忌神。問子孫的事父母爻為忌神。問丈夫或事業孫爻為忌神。

原神：

生用神之文稱為原神，如問長輩疾病，官爻為此卦之原神。

仇神：

既生旺忌神又剋制原神的稱為仇神，如求財，兄爻為忌神，而生旺兄爻的父爻，則稱為仇神。

伏神：

因卦中有五行不足的現象，而所欠缺的五行，從卦首中尋找，而所欠缺的五行稱為伏神，故解卦時當伏神可出伏時，當動爻看待，再斷卦中的吉凶。

飛神：
在伏神之上的爻稱為飛神，要留意飛神剋伏神或伏神剋飛神的關係。

六合：
即子丑合、寅亥合、卯戌合、辰酉合、午未合、巳申合，合為聚存，如所占之事為喜慶，吉祥之事必長久，有始有終；但所占之事為疾病及官非則凶。

六沖：
即子午沖、寅申沖、卯酉沖、辰戌沖、巳亥沖、丑未沖，為相擊之意，為沖散之象，如所問之事為吉不宜，凶事則為吉象。

會局：

由三組地支所組成，申子辰會水局、寅午戌會火局、亥卯未會木局、巳酉丑會金局、即有聚眾之力量、有成群結隊之勢。

空亡：

以占卦之日計算，如所占之事用神臨空亡為虛空不實，無信心之象。

入墓：

巳午火墓於戌、申酉金墓於丑、亥子水墓於辰、寅卯木墓於未、用神之爻不宜入墓，因入墓有被困之意，如問病者更忌。

進神：

五行陰陽比和者向前順行為進神，如寅化卯、巳化午、申化酉、亥化子、丑化辰、辰化未、未化戌、戌化丑，意指事情正在積極進行中，其力增強。

退神：

五行陰陽比和者逆行為退神，卯化寅、午化巳、酉化申、子化亥、辰化丑、未化辰、戌化未、丑化戌，此等是為退神，指事情無力再進，亦有心交意冷、其力漸衰之意。

月建：

占卦時所臨的月份。

月破：

月令沖剋動卦中之爻為月破，如寅月占卦，卦中的申金被月令所沖，則申金名為月破，無論卦中的申金是靜爻或時動爻都是月破之象。

日建：

占卦之日的地支。

日破：

靜爻休囚無氣，又被日主所沖剋，俱為日破。

暗動：

無論動爻或靜爻，只要旺相有力，並為日支所沖動即曰暗動。

合起：

靜爻逢合稱之為合起，對所用之爻力量加強，若為忌神則凶。

六獸與六親的應用

再配合六獸的特性，可對事情及人物作出詳細的分析，但必須觀看該六獸的旺弱才能定出吉凶。

青龍

青龍於占卦當日，以當日的天干計是甲乙，由初爻起青龍，故此青龍的五行屬木。

「性格」：主仁義、忠心、正直、正配、為人清高、喜慶、熱鬧、享樂、吉祥。

「人物」：官職人員、有權勢的人物、高層、正配、獨一無二的人選。

「凶位」：青龍過旺反代表貪色戀酒、為人懦弱、無判斷能力、過份柔弱、青龍太弱或休囚為偽君子，處事不夠光明磊落，有虛偽之象。

「身體」：木主肝膽、頭髮、神經線、如木動剋土為嘔吐之象。

「地方」：樹林、山村、辦公地方、銀行、寫字樓、政府機構。

（一）青龍臨妻財爻，占事業工作時代表正財、薪金、入息、應得之酬勞。男占姻緣代表女朋友或妻子為人正直賢良，持家有道。

（二）青龍臨官鬼爻代表政府、法律、警察、法官、執法人員。占工作前景，官鬼爻代表職位、官運、正職。占問病，是代表痛苦、病情進展、病厄。問天氣代表災難、地震、海嘯、雷雨、風暴。女占姻緣官鬼爻代表丈夫，男朋友為人正直、慈祥、有責任感、不會騙財騙色可解作真命天子。

（三）青龍臨父母爻代表正式文件，官方發出的文書、證件、法律的文件、婚書、出生證明、經書、生意上的契約、僱員合約、政府的居屋、公屋、私人大型的屋苑、均以父母爻為用神。

（四）青龍臨孫為親生子女、學生、後輩、清閒、不求虛名、退休人士。自占問病不藥而癒，醫生、藥物、孫爻為解憂之神。若求問官職，孫爻有剋官之意，都是不吉之象。

（五）青龍臨兄為有血緣的兄弟、正直的朋友、同學。事業上為有助力的同事。如問學業為專心向學或對自己幫助的同學。生意上是合夥人，對生意上有助力的人。

朱雀

朱雀於占卦當日的天干計是丙丁，由初爻起朱雀，故此朱雀的五行屬火。

「性格」：由於火是代表美麗、光明、快速、變化、智慧、注重外表、儀容、口是心非、帶有虛榮的性格，但當火在適中的時侯是有理性，如過旺是代表貪慕虛榮而失去理性。

「人物」：教師、律師、學者、演說家、推銷員、美容師、郵差、電腦員、資訊員、傳媒。

「凶位」：口舌、是非、因言語所引致的法律訴訟，不名譽官非。

「身體」：火主心血、小腸、發炎、血壓、發燒、頭暈、眼睛、舌頭。如火土過旺會是癌症徵兆。

「地方」：學校、補習社、電腦、網頁、人工智能、消防局、報館、律師樓、美容院、溫泉、桑拿、郵匯、機場。

（一）朱雀臨財，男占姻緣以財爻為用神，主對方注重儀容、漂亮、能言善辯或喜歡交談或與言語有關的工作。如翻譯、律師、網上銀行、滙款、科技的行業。

（二）朱雀臨官，女占姻緣以官爻為用神，亦主對方注重儀容，口才出眾，亦為官非不名譽的事情，又或咀咒、傷人、邪術、但必帶螣蛇或玄武之官爻發動剋用神方為準確，若年命臨火官亦要小心為火灼傷，如占家宅，被火官發動剋身，亦為火災之象。

（三）朱雀臨父為書信、文件、郵寄、傳真電報、網站、短訊、電郵箱，郵匯、網上的訊息。

（四）朱雀臨孫為音樂、歌曲、寵物、鸚鵡、佛咒、唸誦經文。

（五）朱雀臨兄為是非、爭吵。女占姻緣為激氣之象。工作上與同事之間事非，明爭暗鬥，難以順意，學業上難與同學關係良好。

勾陳

勾陳以占卦當日的天干計是戊日，故由初爻起以勾陳五行屬陽土。

「性格」：勾陳屬土為人謹慎，土性遲緩，為人忠直但欠缺靈活性，性格誠實忠心。愚直重承諾，懷疑心重，處事不起勁，守紀律。

「人物」：中醫、農夫、苦力、建築界、地產。

「凶位」：受騙、牽制、糾纏、遲到、緩慢、愚蠢。
「身體」：脾胃、糖尿病、奇難雜症。
「地方」：老人院、倉庫、山野、醫院、佛堂。

（一）勾陳臨財，男占為舊情人、女朋友或情婦。如女占為情敵。占財為久經儲蓄的錢財，投資基金或長債券等，房地產、土地而得到的財富。

（二）勾陳臨官，女占為男友、情夫。男占為情敵。若問官非即糾纏、難以脫罪、憂慮。占病為舊病或難以根治的病情，尤以六合為忌。若占生意為舊的顧客。占申請文書、職位等亦是拖延之象。

（三）勾陳臨父若占長輩之吉凶或壽緣，皆為不吉之象，尤以初爻為大地為不吉。文書為糾纏之象，難有突破。占家宅為舊的地方或老區。占流年代表工作為辛勞，父動剋用神為跌扑之象，尤以初爻更為危險。

（四）勾陳臨孫，若占身孕為過期未能生產，有開刀之象，但亦要兼看白虎。若問子孫亦不是聰敏過人，性格較為遲鈍、懶惰。若占某人的技藝，則代表學習的時間悠久、技藝實而不華。

（五）勾陳臨兄為舊相識的朋友或同事，為人較為單純、誠實。若問生意，與友人合作可以長久，合夥者亦是踏實的人。

螣蛇

螣蛇以占卜當日的天干計是己日起螣蛇，故見螣蛇的五行屬陰土。

「性格」：因為螣蛇屬陰土，故代表怪異、陰靈、鬼魅、陰司、驚恐、陰德、多疑、憂慮、消極、隱藏、心計、難以猜測、口是心非。

「人物」：宗教、軍人、術士、警察、稅局、屠夫、殯儀。

「凶位」：死亡、陰間、咒語、殮房、監獄、難以解決的事情，難以醫治的疾病。

「身體」：見邪靈、精神病、丑未為胰臟，糾纏難治但不一定會致死的病況。

「地方」：死刑室、墳場、陰間、殯儀館、軍警拘留所。

（一）螣蛇臨財男占姻緣為夙世緣份，占財運為命中註定之財，又可解作為家族中的遺產，占生意為靠手段而得財利，帶有欺騙的方法而得財。

（二）螣蛇臨官，女占姻緣為命中相遇的夫君，如占官非剋用神者為牢獄之災，或做有損陰德之事，必須多行善事才可修補惡行。如占家宅風水或自身健康，則代表靈異陰神之象。

（三）螣蛇臨父而剋用神者，祖先在天之靈有不安之象，或其人的祖先對占者不滿，要注重孝道。父爻亦代表文件，螣蛇發動剋用神者，要小心有人暗中謀害之象，文書內容有隱藏不清的條文，宜小心閱讀。

（四）螣蛇臨孫，如占身孕有命中註定的子女，亦為行善積德，占官非世爻持螣蛇孫亦為吉象，有貴人暗中幫助化險為夷。

（五）螣蛇臨兄動而剋用神，主有同事或朋友暗中謀害之象，如占朋友兄弟官非，有牢獄之災厄，占合伙宜小心合伙人暗中計算。

白虎

白虎於占卦當日的天干計是庚辛起白虎，故此白虎的五行屬金。

「性格」：堅強、冷酷、理性、暴戾、剛毅、決斷、固執、有破壞力、黑道中人。

「人物」：外科醫生、死刑官、移民官、檢察官、刑事調查員、驗屍官、黑道殺手、解剖員、屠夫。

「身體」：骨骼、大腸、肺、外傷流血。

「凶位」：血光、流血、手術、車禍、兇殘、有暴力傾向、冷血、死亡。

「地方」：醫院、手術室、殮房、喪事、出入境、道路。

（一）白虎臨財，男占姻緣其女友有病在身，或其女友性格剛毅，極有原則，處事不退讓，難於相處。占自身財運富有但身體健康不佳，或富有而吝嗇。

（二）白虎臨官剋用神為血光之災，如坐驛馬者要小心車禍，如白虎動為開刀手術，如沖剋太過為死亡之象，要兼看用神及元神方能作準。工作上，上司為人脾氣暴躁，難於相處，女占姻緣代表其丈夫或男友有暴力傾向，而小心處理感情事宜。

（三）白虎臨父動而剋用神，主有跌傷，占父母長輩為有病在身，精神出現問題或將有手術。占身孕者為刑子之象，小心胎兒健康，輕則多病難養，可以契神，重則胎兒難產甚至胎死腹中，要注意有無異常的出血或精神有異。

（四）白虎臨孫爻主子女或後輩身體有病，或有凶險的災厄。工作上下屬性格剛強難以服從上司，亦可解作社會出現暴動不滿現狀的事情。

（五）白虎臨兄小心朋友及兄弟，以及疾病纏擾，如兄爻被沖剋太過會有性命危險。

玄武

玄武於占卦當日的天干計算是壬癸起玄武，故此玄武的五行屬水。

「性格」：多變、不穩定、開創、新潮、淫亂、好色、虛偽、心計、欺騙、陰沉、好賭、虛浮。

「人物」：娛樂界、鼠輩盜賊、騙徒、黑社會、風流、性工作者、好色。

「凶位」：非禮、強姦、老千騙財、美人計、性病、婦科。

「身體」：腎、膀胱、排泄系統、生殖系統、骨髓。

「地方」：舞廳、酒吧、浴室、色情場所、海、沼澤。

（一）玄武臨財，男占女人為不正派女子，或苟合之情婦，若併勾陳為奸夫淫婦之象，求財為騙取他人之財物，亦為賭博所得之錢財。占生意乃不正之財、賭博、橫財不是靠努力的正財。

（二）玄武臨官，女占姻緣為不正之夫，或其男友是好色之徒，或有婚外情。占官非有被屈之嫌，若玄武動而剋用神，小心盜賊搶劫。占生意事業為不守法的人、黑道、不正途的生意顧客或有虛假之心，不是真心的客戶。

（三）玄武臨父動而剋用神，代表文書有假，內容虛偽不實，或被長輩以虛假之事瞞騙。

（四）玄武臨孫爻主有淫邪的享樂，酒色財氣注重物慾的享受。占娛樂界則為與表演有關的用神，若問後輩，要管束及循循善誘，令後輩重回正軌。

（五）玄武臨兄為不良的朋友，指其友人虛偽，貪色亂酒，不務正業。若動而剋用神會被朋友設局騙財，被欺騙而破財，或被人用美色引誘導致耗財。

元神、忌神、仇神

元神：

元神在卦中的力量非常重要，尤以占長輩病或一些較久遠之事，如求謀發展、求財、求官職位，元神除有貴人相助的能力外，在問病中能否危中得救，壽命可否延續等，都有非常重要的關係。生助用神之爻稱為元神，如卦中火為用神，則木為元神，如木為用神，水則為元神等等。

元神乃是用神的根基，故此用神旺相而元神空亡或化絕等，都是曇花一現。若代長輩問病，必然離死不遠，迴光反照而已。如元神臨空亡，受月破或日辰的沖剋，或有動爻來剋，又或伏藏不現，休囚動而化絕、入墓、自化空亡，動化退神等，都是無用的元神，要待填實，出月方能有用。

元神旺相，得月令，日辰的生旺又或有動爻來生扶，或值日辰，元神自化回頭生，元神與忌神同動或忌神自化退等，都是有能力的元神。

忌神：

忌神是指剋制用神之爻，令用神受傷。如火為用神，水為忌神。如木為用神，則金為忌神等等。如代占朋友病情，兄爻為用神，官鬼爻為忌神。用神與忌神是五行力量的角力，若用神旺相，雖然忌神動而剋用神亦無妨。

又若忌神獨發動，用神臨空亡或作伏神，反屬吉象，如忌神自化回頭剋，自化退神或有動爻、日辰、月令來剋制忌神，忌神化絕、入墓、休囚等都是無力量的忌神。元神與忌神齊動反生用神，令用神根基深厚其力倍大，但若卦中忌神值日月動爻來生又或值臨日辰，忌神自化回頭生、化進神、忌神與仇神齊動，則其力甚猛。若卦來中再無其他卦動來相助用神，則甚危矣。

仇神：

忌神與仇神若然齊動，其力威猛，無可匹敵，用神必定重傷或被剋死。仇神是生旺忌神而剋制元神的力量，故此，在占卜時必定要留意仇神的動向，因為忌神的力量有多深厚或無力，與仇神關係非常重要。

如水為用神，金為元神，忌神為土，仇神是火，表面上仇神是不敵於用神的水，但火生旺土的時候，忌神就有足夠的能力對付用神了。故此，在斷卦時，要留意元神與忌神在相等的力量時，就要留意仇神的動向和力量。

用神	元神	忌神	仇神
金	土	火	木
木	水	金	土
水	金	土	火
火	木	水	金
土	火	木	水

墓庫篇

（一）凡占卦之日為辰戌丑未都必須留意，因為辰戌丑未為墓庫。

（二）墓庫皆含有收藏、不明、被囚的意思，寅卯墓於未，巳午墓於戌，申酉墓於丑，亥子墓於辰。

（三）無論占卦日辰為未日或卦中有動爻發動化出未土，卦中的寅卯靜爻皆入墓於未。

（四）如卦中的爻無論是動或靜，都一概入墓於日辰。

（五）卦中之爻亦可自化入墓於變爻，如寅木化未，為自化入墓。

（六）伏神亦可入墓於飛神，如：酉金伏於丑爻之下。

（七）入墓之爻亦如被囚於牢中，不能活動，但亦有出墓與不能出墓之分，休囚靜空之爻入墓於日辰，難以出墓。

（八）入墓之爻自化回頭沖可以出墓。

（九）逢有動爻沖入墓之爻亦可解入墓。

（十）若卦中寅木動，未爻同時發動，則寅木不會入墓於未土。

（十一）出墓之爻受動爻之生剋，無論動靜皆可，動爻出墓可生剋沖合其他爻，但靜爻不能對其他旁爻發揮沖剋會合的作用。

（十二）無論卦中之爻化進或化退，亦難逃入墓於日辰的命運。

論月建

（一）月建亦即月令，掌一月之權，為萬卦之提綱。

（二）月建能幫助和剋制卦中六爻的力量，月建能沖剋飛神，令伏神出伏，用神衰弱受剋，月令能制服變動之爻，忌神強旺，月建能剋之、沖之、破之、制之。

（三）月建上卦為用神，其力甚大，或動而相助用神，其力甚猛，但若月建為忌神，動而剋用，其禍更見凶猛，由於月令落卦，故此其力量反而長久。雖然該月過去，但力量仍然持續。

（四）卦中之爻雖臨月建，若然空亡，仍作空論，空亡之爻值月令，由於旺相故此不能因為卦中之爻臨月令旺相而不作空論，是不正確的。只有出旬之後才不作空論。月建當權，日神剋之亦無礙，但因月建只掌管該月，故該月過後吉凶就漸見。

（五）爻逢月建來沖為月破，如子月沖午爻，該爻為無用之爻，了無生機，若再逢動爻來剋，傷得更重。用神為月破之爻，為不遇之象，但如為忌神，則名為有功。

（六）月破之爻，目下受挫，但出月便不作破論，例如寅月占卦，卦中的申金為月破之爻，但寅月過去，申金便有影響吉凶的作用。

（七）動爻為月破，但受日辰生合，或卦中有動爻來生合，再無其他爻沖剋，則逢填實之日，或逢合之日為出破。

（八）靜爻為月破，被日剋或動爻來剋．又無動爻生扶，即使出月亦無生扶作用。

論日辰

月令、日辰為同等的功能，雖云月建為提綱，然月令因有四時春夏秋冬，受四時生旺死絕的限制，故大氣一過，權力盡失。但日辰因無四時之分，故為六爻主宰，定占事之吉凶結局，卦中之爻，始終難逃日辰之影響。故此所占之事為遠久者，仍以日辰為重，但若所占之事為該月內所決定，則月建之影響較重。雖然日辰的力量能夠統領六爻及卦中的動爻及變爻，但日辰的力量亦不能斷其有無窮的力量，或可稱其是無敵的。

（一）　日辰若然在卦中出現但只是靜爻的時候，稱為日辰落卦，反而被卦中其他的動爻、變爻甚或伏神出伏的時候，日辰落卦亦會受到生、剋、沖、合的力量支配。故此反而令日辰失去統領六爻的能力。但若然日辰落卦而為動爻或變爻者，其力量真無可匹敵。若為用神則吉，若為忌神剋用神則為大凶之象。

（二）　用神之爻臨日辰，或又得日辰之生旺相合，則如虎添翼，所求之事必得償所願。

（三）　若用神之爻先失月令之氣，處身於休囚及不旺的情況，然得日辰生助用神及原神，亦可解困局，轉危為安。

（四）　用神若受日辰沖剋，但得月令之氣生旺，乘旺相還可以對敵，因日月同功，然則事情只是多波折，勞心勞力或事有反覆不利的情況，若又不得月令之氣及無動爻及原神而救之，定主其事不吉。

（五）　日辰沖靜爻，名為暗動，但所沖之爻必定為旺相，主事情在暗地裡靜靜地進行，若為吉事定必有福自天來的感覺；若為凶者定必禍從天降，突如而來的災禍。暗動必須要是靜爻，而靜爻亦必須要有月、日或動爻生扶，逢沖旺相才算是暗動，否則是月破、日破之爻、為無用之爻。

（六）　爻逢月建，日辰沖之不論日破，若更有原神動而生旺，則事雖有困難，但仍有所為，但該月一過則為日破。

（七）　爻遇自空（空亡），逢日辰剋合，主事有虛假，若果卦內空合如再被日辰沖之，名為沖空，亦主事情有變動，必定是會與原定計劃有別的變動。

進神、退神之解讀

進神

進神是指卦中由本爻發動，變出同一五行者稱為進神。如寅化卯，申化酉，丑化辰，辰化未，未化戌，戌化丑爻，為化進神。若為用神者則代表事情有良好的發展，積極而漸入佳境。但若果進神空化空或進神自化空亡，休囚無力 或不能得到日辰或月令的扶持，則只是代表所占之事如水花鏡月，只是虛假之象，心有餘而力不足，亦是無用的進神。若然進神有日或月令的生扶，或卦中有動爻扶助，則所求之事定必能夠成功。如動爻逢月破、旬空都必須要等待填實、出破，爻的力量及問之事的吉凶才漸漸實現。

進神例題：

例題（一）寅木化卯木

例題（二）申金化酉金

例題（三）丑土化辰土

例題（四）辰土化未土

例題（五）未土化戌土

例題（六）戌土化丑土

退神

退神是指卦中由本爻發動變出同一五行者，稱為退神。如卯化寅，酉化申，辰化丑，戌化未，未化辰，丑化戌等，都是代表退神，如是代表所求之事為用神者，都是不吉之象，代表所求之事漸漸步向失敗和心灰意冷，若退神是忌神，則代表吉象。如問病忌神化退，代表病情漸漸退減，若然退神臨日辰或時值旺相，則退神的速度會更快，故此退神如為忌神則吉，若為用神者則凶矣。

退神例題：

例題（一）卯木化寅木
例題（二）酉金化申金
例題（三）辰土化丑土
例題（四）戌土化未土
例題（五）未土化辰土
例題（六）丑土化戌土

空亡之應用

卦中的空亡是用占卦當日的日辰來決定，如甲戌日占卦，申酉為空亡（旬空表參見第五十頁），而卦中的空亡無論對用神或者是忌神其意義甚大。如占者卦中的用神空亡，如求職、求財、求姻緣多為不吉之象。

若問凶者，則卦中的忌神空亡反為吉象。如問病，問官非或擔憂之事，忌神逢空則吉，但必須忌神為真空亡者才為吉象，而忌神假空亡者，則有應期之日。但卦中空亡亦不能一概而論，因為空亡可分真空亡及假空亡，如卦中所問之事為真空亡者，則無應期。反之若是假空亡，則可以填實時為該問之事的應期，所以必須要知道卦中所指的空亡是實或是虛呢！

卦中空亡是用占卦的日辰而定，但空亡之爻為旺相，如當令或卦中有動爻來生，或月令有日辰來生合，則該爻為旺相之爻不能論作其空亡，反之是待時填實，將來無論吉凶都是有應期，而事情亦必會發生，只是應在何年、月、日或時辰為應期。而卦中等地支可以空亡、填實空亡可以整支卦的月建或日辰來定應期的快慢，最快填實的可以是用時辰來填實的。

而真空亡的爻處於休囚死絕，但卦中無論日、月或動爻都不會生扶的話，該空亡的爻，如靜空休囚的靜爻，根本就不會有應期。故此若問擔憂或災患則以真空亡為吉象。反之若問吉祥之事反屬凶象。

動爻的空亡，可以分為本卦空亡或動而化空或空化空的。若然本卦的動爻臨空亡，則必須要觀察日、月令及其他旁爻有否發動來生扶空亡的動爻，若然全無生扶，則為真空之象，則由本卦動爻化出的變爻亦是無用之爻，又動爻化出的變爻為空亡之象，則變爻必須要有日辰或月令求生扶，才可以填實空亡的變爻。若然日剋月破，對變爻完全無生扶，則反而令本卦的動爻成為化空之象，變成整支爻都化為烏有，若然卦中的動爻化出變爻都是空亡組成，如寅木化卯木，由同一爻化出都是臨空亡，若然並無日、月或卦中有動爻來生扶，則是虛花鏡月，徒勞無功之象。

故此空亡若是真空亡，可斷其並不存在或事情不會發生，若然空亡是呈現一種假空亡而有日辰、月令或有動爻來生扶空亡之爻，必定要十分小心察看，因為代表所占的事情將會在當時應驗，所以空亡一定要用心研習。

墓庫之解讀

地支中的辰、戌、丑、未皆為墓庫，而辰為水墓，戌為火墓，丑為金墓，未為木墓，辰、戌、丑、未為四墓庫。無論占卦之日為墓庫日，或占卦的動爻或變爻都能夠令卦中的五行入墓，而並非避開辰、戌、丑、未日占卜，卦中的木、水、火、金就能倖免於入墓，而入墓之爻亦要視其為用神或忌神。忌神入墓為吉，用神入墓則凶。

日辰為辰日，則卦中的亥子水則入墓於日辰，無論動爻或靜爻亦要入墓於日辰，入墓為困局，亦有不明朗和難以突破的局面意象，用神之爻入墓於日辰，則如囚籠中無有所為，忌神入日墓則無有加害。如戌日占卦，則卦中的巳午火入墓於戌日，丑日占卦則卦中的申酉金入墓於丑日，未日占卦則卦中的寅卯木則入墓於未日。

卦中的本爻必會入墓於變爻，如本卦為寅木，變爻為未土，則本卦之寅木必會入墓於未。反之，本卦為未土變爻為寅木則不會入墓於本卦的未土。如子化辰，子水的本卦必定入墓於辰，若果本卦辰土化出子水，則子水不會入墓於辰，如此類堆。但若果日辰是未日，寅卯必入日墓。餘下戌、辰、丑日各墓庫中的五行亦如是。

入墓的例子

例題（一）寅木化未土

由於本卦是寅木，而變出的未土是木的墓庫，而變爻的力量是大過本卦，故此本卦的寅木必定會入墓於變爻的未土。

例題（二）未土化寅木

此卦的本爻是未土，而變爻是寅木，由於變爻的力量大，故此變爻的寅木是不會入墓於未土，反而是變爻的寅木回剋本卦的未土，而令到未土受傷，絕不能斷寅木變爻入墓於本卦的未土。

例題（三）子水化辰土

此卦的本爻子水化出變爻的辰土是水的墓庫，故此與例題一的寅木化未土一樣的結果，子水本爻必定會被辰土引入墓庫，此為子水入墓於辰的實例。

例題（四）辰土化子水

此卦的本卦時辰土，而變爻是子水，故此變爻的力量大過本爻辰土，故此變爻的子水亦不會入墓於本卦的辰土。

例題（五）酉金化丑土

此卦的本爻是酉金，化出變爻的丑土是金的墓庫，由於變爻的力量大於本爻，故此酉金是入墓於變爻的丑土。

例題（六）丑土化酉金

此卦的本爻是丑土，化出變爻的酉金，由於酉爻是變爻並且力量是大於本卦的丑土，故此變爻的酉金，不會入墓於本爻的丑土墓庫。

飛神伏神之應用

飛神和伏神兩者之間的關係，只有生和剋，由於伏神是因為本卦內五行不齊全亦即是六親欠缺的情況下才會產生伏神的出現。而伏神是依附在本卦的地支之下，故此會產生伏剋飛或飛剋伏的情況，亦會有伏神入墓於飛神的。

伏神的力量

伏神的力量必須是伏神能夠出伏才能產生：生、剋、沖、合的力量，而如何決定伏神能否出伏，則只有一種情況，就是飛神來生伏神的時候，伏神才能夠有足夠的力量出伏。若然伏神能夠出伏，必定能夠生、剋、沖、合本卦內的其他旁爻，但不能對變爻產生任何的力量。其他的伏來剋飛或飛來剋伏，這些情況伏神是不能出伏的。

由於飛神和伏神之間的生剋情義都是極端，故此伏神亦無暇去生、剋、沖、合其他的旁爻。而伏神無論出伏或不出，月令和日辰及變爻都不能救生扶或制服伏神，故此伏神的力量是非常強勁，若然伏神為忌神者，由於伏神是隱藏在飛神之下，而飛神生伏神而令到伏神的力量強大，再加上日、月、和變爻都不能制服伏神，若伏神為忌神者皆代表忌神無制。尤其是問病，忌神為伏神者多是不吉之象，而無論飛剋伏或是伏剋飛，皆是飛神和伏神之間鬥爭，故此對其他旁爻皆無裨益。若伏來生飛，伏神的情意全力扶持飛神。故此飛神只是得益者，而由於伏神全力生扶飛神，不會對旁爻產生生、剋、沖、合的作用，故此不能斷其他伏神全力去生飛神之餘，亦會去生剋其他的旁爻。

而伏去剋飛亦是同等道理，若然伏來剋飛的時候伏神只是全力去剋盡飛神，亦不會因此而出伏去生剋其他的旁爻。由於飛神和伏神之間的關係是只有生、剋、沖、合的組合，故此飛伏之間的情意是非常專一。所以只有一種情況是伏神充滿力量的時候，伏神就可以出伏去沖剋其他的旁爻，若然飛神空亡，則伏神由於缺乏飛神的掩護而暴露於日辰、月令之下，故此日辰、月令就能夠生扶或沖剋伏神，但必須要飛神臨空才可以。

例題（一）　坎宮的「地火明夷路（飛剋伏）

三爻的飛神是亥水兄爻，而伏神是午火財爻，此為飛神來剋伏神，午火則不能出伏了。

例題（二）　離宮的「風水渙」（伏剋飛）

三爻的飛神是午火兄弟爻，而伏神是亥水官爻，此為伏來剋飛，伏神的力量全力去剋飛神午火兄弟爻，故此亥官亦不會出伏沖剋其他的旁爻。

例題（三）　艮宮的「天澤履」（飛來生伏）

卦中五爻的飛神是申金孫爻，而伏神是子水財爻，飛神的申金孫爻全力生扶伏神的子水財爻，故此可以出伏，則四爻的午火父爻必然受沖，亦會刑壞二爻的卯木官爻，這就是伏神可以出伏的時候，會去沖、剋、生、合其他旁爻的作用。但只有飛來生伏的組合才，可以令伏神出伏發揮作用。

例題（四）　坎宮的「水雷屯」（伏生飛）

三爻的飛神辰土官爻而伏神是午火財爻，故此為伏神生飛神之象，而由於伏神全力去生扶飛神三爻辰土官爻，故此伏神午火財爻不會出伏了。

例題（五）　艮宮的「山澤損」（伏神入墓）

三爻的飛神是丑土而伏神是申金，故此伏神會入墓於飛神的丑土，亦喪失了伏神申金的作用，但若果飛神的丑土空亡，則伏神的申金可以出伏，便可以對旁爻產生、生、剋、沖、合的力量。

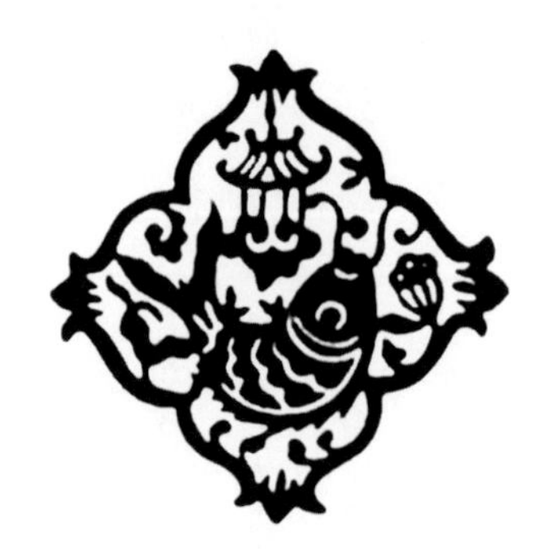

第六章　分類斷卦應用

姻緣篇

明代書籍《增廣賢文》：「一日夫妻，百世姻緣。」「百世修來同船渡，千世修來共枕眠。」相信這段文字既是每一個追求對男女渴望的愛情故事，「執子之手與汝皆老」都是每一個人對愛情的盼望，亦是很多女孩子心目中的夢想。但現實生活中又有幾多段美滿幸福的愛情故事、婚姻得到圓滿的結局呢！在現代的社會大家相處時對道德思想已經不太重視，責任感和互相包容對方的心態欠奉，相愛的時候天長地久，非君不嫁，非卿不娶。分手的時候有人瀟灑分開，又有人執著不放，甚至做一些傷害到對方或甚至於自殺，總令旁人感到唏噓不止，更令親人傷心欲絕。

凡占問姻緣，自占者，世爻為自己，應爻為對方，父爻代表婚約，如有對方的出生年份，應於卜卦時稟上；年命代表思維，亦是對方的心態，如何在內心深處看待這段感情，可直接窺探對方情意真偽，而年命只會與世爻或用神產生沖合的力量較大，而生剋所產生的力量較小。

男占姻緣

以世爻為自己，妻財爻為用神，父爻為婚約，兄爻為阻隔之神或其他的追求對手，官爻為忌神，孫爻代表心意不定。

（一）　男占姻緣以世爻為自己，應爻為對方和問事的結局，姻緣卦非常重視應爻與世爻之間是否有情意，絕不能應來剋世。卦逢六合必須要生合，則情意綿長。

（二）　應爻來生合世爻則女方對世爻情投意合，主動追求，或財爻發動合世爻，則代表女方已經對世爻情深已久。

（三）　卦中若兄爻持世，代表婚事難成，因為兄爻代表阻隔之神，亦是世爻的對手，由於對手佔了世爻的位置，故此世爻已經失去了主動性，必然是女方會放棄自己。若為已婚者，必須要留意這段婚姻已經亮起紅燈，因為有第三者介入，必須要好好重新處理夫妻間面對的問題。

（四）　財爻是男占姻緣的用神，可解作女朋友或是妻子，官鬼爻是真正的情敵，若果財爻動而合官鬼爻或財伏官下，是代表世爻所追求的對象已經有男朋友或已有家室，若應爻動而剋世，則代表女方情向他人，絕不會接受世爻的追求，應爻臨空亡，亦代表女方無心及不實之象。

（五）　卦中若果孫爻臨應爻而世爻持官，乃是世應相剋，雖然不發動亦難有良緣，代表女方對世爻心存不滿，情意不真，若果應爻發動剋世更難發展。

（六）　應爻臨父母爻，或者財爻化空出父爻，都代表女方想共結良緣，與世爻長相廝守簽訂婚書。但父爻空亡或財爻不在間爻內都是代表這段戀情不能開花結果，婚事不成。尤其財爻臨玄武更為應驗，世應俱併玄武勾陳只是同居之象。

女占姻緣

以世為自己，官爻為丈夫或男朋友，應爻代表男方對自己的態度。官爻為卦中的用神，財爻是忌神亦反映男方有另一個女朋友有家室，財爻亦解作為情敵，孫爻為剋官之物宜作空亡，父母爻代表婚書，或同居之象。

（一）　女占姻緣最忌世爻持孫，因為孫爻為剋夫之象，不能解作世爻可以剋官，能成功控制男方，世爻持孫，代表世爻自私，要求過高或不適當地處理雙方的感情，若孫爻不是持世而在間爻或卦外，則代表有外來的事情而令到戀情最終失敗。

（二）　女占姻緣，若世爻持財爻，而卦中並無其他財爻，官爻並無空亡，代表女方主動追求男方，而官爻並無空亡、受沖、化絕或應爻臨兄爻，反為吉象。

（三） 女占姻緣若應爻臨兄，或官爻化兄爻等，都是代表男方不會珍惜自己，亦會令到世爻被這段感情折磨而受到情傷，若官爻臨玄武，定必騙色騙財，若臨白虎，發動剋世定必有暴力傾向或血光之災，宜小心處理。

（四） 女占姻緣而官爻伏下財爻或有財爻發動而生官爻，定必有第三者。若官爻伏下財爻臨青龍，此男方必定是有婦之夫。若官爻臨勾陳、玄武必是同居之象，若已知情有第三者，但又要知道男方情歸何處，則要觀看官爻的取向及官爻與世爻的關係，若然官爻來剋世或應爻臨空亡，世爻都會面臨失敗告終。

（五） 女占姻緣而世爻持官，應爻並不是臨孫爻，又無財爻在間爻內，父爻臨青龍旺相，由於父爻代表婚書或官爻臨青龍，再者無日破、空亡或官爻動而化空，化絕等，皆是吉象定必百年好合，共結良緣。

「年命」

無論男占姻緣或女問夫婿，必需要問卦前先將年命稟上，因為年命代表被占者的心性，亦能反映出對方如何看待這段感情，是真心或是虛情假意，都可由年命反映出來，由於年命是代表對方的思維、性格和品行故亦可以應用在求問生意的合作夥伴上，由於年命占卜是非常準確的，可以令自占者不會因為感情受到傷害影響自己占卜時的心情，大家應該好好運用。

疾病篇

如自占問病必以世爻為自己，應為醫生或患病的因由和情況；官爻為病況、疾病；子孫為藥物、醫生、壽星；財爻為食物享受；兄爻為劫財之象，必是損耗之神；父爻剋子孫，故可解作對藥物不吸收或呈現抗藥性。

（一）　如占疾病最喜日辰或有動爻發動剋官爻，定主藥物有效而不藥而癒。

（二）　若日神為官爻及有官爻動來剋世爻，主病情轉為危急，甚至會有生命危險，官爻旺相則快應，官爻弱則應遲。

（三）　世爻旺相，元神旺相，就算世爻持官，近病反喜世爻受沖，沖則病散而康復，有孫爻沖之反為吉象，反忌日辰合忌神，或忌神動而合世定主慢性疾病，難於根治。

（四）　舊病及久病不宜逢沖，沖則元氣大傷，尤以勾陳、騰蛇來沖，必離死不遠，如新病或急病，則反宜沖。

（五）　孫爻為卦中之用神尤為重要，不宜受日月或有動爻來沖，因為孫爻受沖為不穩定，病情有變，而病情會由好轉為危重，名為壽神掩目，無論新病舊病都為不吉之象。

（六）　如世爻持官被日月所剋，亦代表不吉或死亡；如世持官爻被日月所生則病難斷尾，因為有生合，故此為帶病延年，病難斷尾，目下不會有性命危險。如世爻持官被剋，等同世爻亦受傷，故病情較難控制。

（七）　占六親之疾病，要以該六親為用神，必要有生合為吉，受沖或受剋則不吉，此為凶兆。若占長輩病況，忌神為財爻，故此財爻為長輩的疾病，若占後輩的病情，忌神是父母爻，故此孫爻的病是父母爻等等。

（八）　父爻持世，因父剋子孫，故此藥物無力，或已對藥物呈現抗藥性，父動而剋世，操勞擔心影響病情，伏下官鬼更勞而傷身。

（九）　財爻持世，因為好食貪享樂缺少運動，尤其飲食習慣不好，若臨玄武定必有壞習慣，如吸毒或飲酒而導致疾病，財爻伏下官鬼則為飲食無節制和色慾過度。

（十）　兄爻持世，主其營養不足，或患有厭食症，世爻伏下官鬼爻，病情不能受控制，更有性命危險，病情難以復元。

（十一）官鬼持世多為舊病及為慢性之疾病，因世爻為自己，臨螣蛇多為遺傳性疾病。

（十二）子孫爻持世旺相，不藥而癒，休囚病中失調，旺相進補過度致病。

（十三）巳午官鬼為心經，火旺太過主其人失眠，血壓上升，當日月或木的動爻生旺火，火盛金熔，應病在肺、喉、氣管、腎水、干涸、陰火上升、心臟。

（十四）寅卯官鬼為肝經、木重蔽土、應病在脾胃不舒、臨朱雀或火日，則主肝膽火盛，一般多主感冒風寒、四肢見痺，若臨白虎主有婦科手術。

（十五）申酉官鬼為肺經、虎金傷木、應病在肝膽見疾、四肢酸痛、目疾、一般多咳嗽，氣喘痰多，酉金動而剋用神主肺癌。

（十六）亥子官鬼為腎經，水動熄火，應病在心臟，血管之患，心臟衰竭或精神不振，一般多主盜汗、腎虛、善忘。

（十七）辰戌丑未官鬼為土動制水，應病在腎、膀胱、脾胃及毛皮之病，一般主虛黃浮腫。

（十八）子孫爻為醫藥爻，通常臨於應爻或持世，其病不會太重，但必須要孫爻旺相，不能臨空、化絕。若父爻動而來剋世、必因某事令疾病加重。

（十九）世爻入墓，若入墓於官鬼，有隨鬼入墓之意，有生命之危。病者昏沉；伏官，病難斷尾。

求財篇

（一）　自占求財，以世爻為自己，應爻為求財的結果或投資的大環境。如自占求財為正財，求事業加薪等，以父爻為公司或公司最高的決策人，官爻代表職位前程或自己的直屬上司，兄爻代表同事，有否被同事排斥或有相助之力，孫爻代表下屬有否離異之心，或全力扶助自己，財爻代表工資有否升職加薪，或遭解僱被迫離職之象。

（二）　父爻臨青龍代表公司實力強大，如動化子孫更有擴充之象，亦主上司正直、持平之象。

（三）　父爻臨朱雀多為電訊或與電腦、化妝、推銷、資訊、教育律師、廣告相關的行業。

（四）　父爻臨勾陳多為地產、渠務、建築工程、環保工程、大型基建、或歷史悠久的大公司。

（五）　父爻臨螣蛇，多與死亡有關的行業或家族遺傳的公司，如殯儀、死人化妝、解剖員、從事法科的人員等。

（六）父爻臨白虎，多與醫學有關的行業，如化驗所、醫院、診所、醫療美容、手術、矯形、整容等等。

（七）父爻臨玄武，多為較偏門的行業或與服務有關的行業，如麻雀館、賭場、桑拿、舞廳、夜總會、酒吧、娛樂公司、演藝界、飲食場所。

（八）父爻為公司但必須要旺相，或有動爻發動生扶，因為父爻休囚無力或入墓化絕，公司前景絕不長久或有倒閉危機，父爻旺相化出子孫則代表公司有前景，會擴充業務。

（九）妻財爻代表工資，必須要有生合，或有日辰生扶，若應爻臨兄，父爻休囚，代表公司會有減薪危機，若兄爻發動更加倍靈驗。

（十）財爻被日合代表升職加薪，如為驛馬者定必策升更會被調往外地；財爻化進而旺相亦為加薪之喜，若進而化空、休囚則加薪無望，若化絕入墓，化空，更有被解僱危機，若財合他人，更會被他人替代自己的職位。

（十一）若自占為投資而獲利的錢財，則要視乎為長遠的投資或是短暫性的得財，如股票能否到達自己心目中的價位，是中長期的時候，孫爻在卦中的力量對財爻更重要，父爻代表該股票，亦必須旺相，卦中若有孫爻動而生財，則長升長有，若孫空、財弱，定必曇花一現；若財爻化進臨休囚或失令定必只是短暫的升幅，不能持久。

（十二）　兄弟爻代表同輩、公司的同事，若兄爻化進而不剋世爻，則代表公司會增聘人手，而增加人手多少則視乎兄弟爻的旺相、休囚作定論，如兄爻動而剋世，則代表世爻與同事之間關係不能和睦相處；如沖剋過甚，可能因人事的關係而辭職；如兄爻發動而生旺世爻，則代表公司同事相處融洽，對世爻有幫助，對事業運有提升之象。

（十三）　子孫爻代表下屬，如孫爻旺相代表下屬工作能力好；如孫爻休囚或空亡，代表其工作能力低劣，若動而剋世，則代表下屬陽奉陰違，甚至有離異之心，更可能甚至想取代自己的位置。故此，若占下屬對自己是否忠心，必須要孫爻旺相．動而生世或合世，代表一心扶助自己並無異心。

（十四）　官爻代表職位，若占能否升職，官爻必須要旺相，值日或有動爻生旺官爻，而無子孫爻發動剋官方為吉象，若官爻動而化退、入墓、休囚或被孫爻發動而剋，則代表職位不保，將會被解退，如兄弟爻發動而合官爻則更會被其他同事替代自己的職位。

（十五）　求財篇則以財爻為用神，無論所求的是正財或偏財，俱以財爻為用神，孫爻則是財的源頭，故此，絕對不能臨空，兄弟爻為忌神，宜靜不宜動，官爻可衛正財，代表護財制兄弟爻，父爻代表文件、公司、契約、亦宜細心推研。

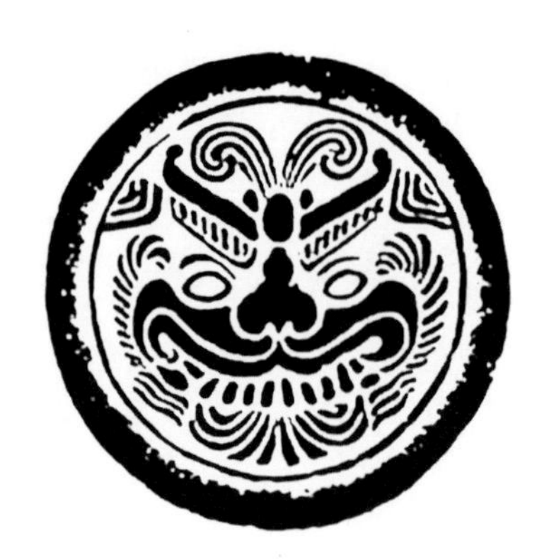

第七章　姻緣篇卦例

聽玄說卦——文王卦詳解

卦例一　壬寅年丁未月己卯日（申酉）

陳小姐自占：男朋友喜歡自己嗎？

變卦			丑父		亥孫	
伏神			亥孫		卯財	
六獸	勾陳	朱雀	青龍	玄武	白虎	螣蛇
六親	父	兄	官	兄	官	父
裝卦	戌	（申）	午	（申）	午	辰
本卦	▬ ▬	▬ ▬	○	▬▬▬	×	▬ ▬
世應			世			應

用神為官爻。

忌神為財爻。

世爻為自己。

應爻為結局。

一名女客人特意前來求一支姻緣卦，想知道現任男朋友是否真心喜歡自己和將來感情發展如何？

陳小姐看來三十餘歲，相貌娟好，但感覺為人較為傲氣並不十分平易近人。此卦官爻持世，世爻代表陳小姐，臨青龍代表為人十分正派，持午官青龍表示求卦者十分着緊其男友，世爻午官伏下亥水子孫爻，陳小姐內心心態看來對其男友有所不滿，世爻化丑父希望能夠與男友共諧連理。卦中用神兩現，必定取間爻二爻午官白虎為真正用神。午官伏下卯財，占卦日為己卯日，而午官伏下卯財代表男朋友心目中之理想伴侶，卯財值日，要求相當高也。午官臨白虎而且旺相，白虎為人冷靜，再受伏下卯財生旺，決斷而且理智，不會為感情而衝動，故不會受感情蒙蔽而失去理智。

再細看此卦，世爻伏下亥孫，二爻午官亦化出亥水孫，這是世爻的心態想控制其男友，但二爻午火官伏下卯財生旺不會被世爻所控制。應爻辰父除了是代表世爻與男友間的婚書，亦代表問事的結局。世爻生應爻，表示這段感情要對男方作出遷就和包容。設若午官動而生世，則代表午官非常愛惜世爻，但此卦中之世爻午官和用神午官處於比和狀態，比和則男方情意不在世爻，而只有世爻着重其男友。此外卯財生伏於午官之下，開花結果機會不大。現今社會父爻亦可以代表同居。陳小姐聽完我對卦中的解讀亦表示實情果然如此。

備註：男女雙方占問感情一事，必須從用神著手分析，此外午官兩現不是代表世爻心目中有另一個男人，而應解作世爻着意其男友。間爻的午官白虎官是真正用神，女占姻緣情敵為財爻。此卦剛好是一個典型的例子，卯財伏神亦是午官的心態，故可直斷其情意不真。世爻只是他生命中的一個過客。

卦例二　壬寅年丁未月己丑日（午未）

丈夫占太太是否有婚外情？

變卦	伏神	六獸	六親	裝卦	本卦	世應
		勾陳	父	巳	▅▅▅▅	
	子財	朱雀	兄	（未）	▅▅　▅▅	
		青龍	孫	酉	▅▅▅▅	世
		玄武	兄	丑	▅▅　▅▅	
寅官		白虎	官	卯	○	
		螣蛇	父	巳	▅▅▅▅	應

官爻為情夫。
財爻為妻子。
父爻為婚書。
應爻為結局。

現代社會鼓勵男女平等，在組織家庭時已經不再是男主外女主內了，由女方負責相夫教子、料理家務，已不合時而。很多女性都投身社會，擔任重要角色，或是公司高層。夫妻經濟都各自獨立，不再是妻子倚靠丈夫了。

此卦之占者是一名男客人，夫妻各自有各自的收入。當天見到該男士滿面愁容來詢問妻子是否紅杏出牆。遇到這種情況必須要很小心，不能妄語，因為很容易便會觸發對方的極端情緒，亦有可能會觸發家庭暴力甚或有血案。

卦中五爻伏下之子水財爻為占者太太。二爻卯官白虎則代表占者太太的情夫。世爻持酉金孫爻青龍，孫為剋官之物，占者心中意欲剋制情夫。應爻巳火螣蛇父爻代表占者與其妻之婚書。子水財爻能夠出伏剋應爻巳父代表占者的太太想與占者離婚。五爻子水財爻伏在飛神未土兄爻之下，若然未土兄爻並非空亡，則子水財爻就不能出伏。但此卦子水財爻可出伏且刑二爻卯木官爻，子卯刑除可代表不合禮法、非法或於理不合之事，亦可表示女方對情夫心懷怨念。而卦中二爻老陽卯木官爻化退，千萬不要誤判二爻官鬼爻化退為沒有情夫，實情是是該情夫不想與占者的妻子繼續糾纏下去，想以慧劍斬情絲。又由於卦中的二爻官鬼爻化退，情夫不會對世爻有沖剋之力，表示這情夫對世爻無破壞力亦不會構成離婚的風險，一切主動權都在占者太太的手裡。

故此我安慰該男士說，太太的確有情夫在外，但情夫不想與你太太繼續糾纏，早在壬寅年卯月的時候已經開始淡出這段不正常的關係了，還是用心好好再培養與太太的感情，重新開始吧。占者坦承說出感覺太太對他冷淡，亦常借故外出，在家中則不停收發訊息，這種情況一直持續。但近來的確沒有經常借故外出，可是太太心情非常之差，亦常常無故發脾氣。這支卦二爻卯官老陽，老陽代表過去的事情，故斷情夫與占者太太的感情從卯月開始減退。

備註：這支卦的重點是以官鬼爻而不是兄弟爻作情夫。若以兄弟爻為忌神情夫，則未土兄爻空亡何來情夫。由於姻緣卦中財爻為女性，官爻為男性，而財爻是生官鬼爻之物，故雙方有情意，不能誤取忌神為兄弟爻。卦中五爻的未土兄弟爻雖然時值丁未月但亦必定是空亡，不能因為丁未月而論未土兄爻為實，這個基本功必需要留意。卦中二爻卯木官鬼爻化退，其力已然化退，故此亦喪失了生剋沖合的力量，對世爻全無作用，卯酉之沖亦不成立，習卦者宜多注意。

卦例三　壬寅年丙午月戊午日（子丑）

張先生占：能否與女朋友復合？

變卦	伏神	六獸	六親	裝卦	本卦	世應
戌官		朱雀	兄	（子）	×	
		青龍	官	戌	▅▅▅	
午財		玄武	父	申	×	應
		白虎	官	（丑）	▅ ▅	
		螣蛇	孫	卯	▅▅▅	
		勾陳	財	巳	▅▅▅	世

用神為財爻。

忌神為官爻。

父爻為婚書。

應爻為事之結局。

一男客人滿面愁容到來要求占一支姻緣卦，問能否與女朋友重修舊好。張先生已然步進中年，相貌平平，為人老實，心情略帶緊張。甫坐下便急急詢問女朋友會否回到自己身邊。

此卦世爻持巳火財爻，可知張先生對其女友甚為上心。卦逢六合本是吉象，可惜全為剋合，情意不真。巳火財爻為其女友，是真正用神，但亦不可忽略應爻。應爻申父持玄武，此女子為人不甚正派，幸好申父於午月午日並不旺相，使其玄武之質不太過甚。應爻申父既臨玄武，女方豈會是一個心甘情願做家務之人。張先生認識了該女朋友二月有餘，女方突然告知張先生說自己其實已婚，不能再與他在一起了。但張先生卻認為女友只是想找個籍口談分手罷了。

現在我們且來看看女方所說是否真話。卦中間爻丑官空亡，凡男占姻緣，官爻為情敵，今丑官空亡，何來丈夫。應爻申父玄武化午才回剋，只表示女方不想再延續這段感情。六合卦世爻持巳火合申金，力求復合。可惜午火值日回剋申金，女方去意已決，不會回頭。丑官空亡無力合子水兄弟爻，而子水兄弟爻亦是空亡，化戌官回剋為無用之爻，而子水兄弟爻被青龍戌官剋死，卦中所有官爻蕩然無存，何來有第三者，更不用說有丈夫了。故可斷定女方是不會與張先生復合的了。多月之後，張先生告知該女友已經和他正式分手了。

備註：此卦乃是六合卦，坊間很多同道人都以姻緣逢六合為情意綿長，開花結果的好兆頭，更妄斷占者若求復合，巳火財爻臨世定必回心轉意，返回世爻身邊，誤之又誤矣。蓋應爻為事之結局，世爻只是求卦者心態，而六獸代表人物的性格。此外應爻亦代表女方，女方坐玄武為人思想不正，世爻則坐勾陳，為人誠實。此乃反映兩人心性及處理感情的思路和性格完全不配。火必剋金全無情意，習卦者宜多加留意，不能捉錯用神也。

卦例四　壬寅年丙午月戊午日（子丑）

自占：李小姐今晚會否應約與我共晉晚餐？

變卦			（丑）財	申官		
伏神						（子）父
六獸	朱雀	青龍	玄武	白虎	螣蛇	勾陳
六親	財	官	孫	兄	孫	財
裝卦	戌	申	午	卯	巳	未
本卦	▅ ▅	▅ ▅	○	×	▅ ▅	▅ ▅
世應			應			世

財爻為李小姐。

應爻為問事結局。

當日占者非常焦急，由於他們已約定於當晚八時一起晚飯，故想知道李小姐今晚會否應約。當時我察看卦中戊午日臨應爻化丑土財爻空亡，等同日辰落卦化空，本來是一支六合卦，應來合我，本該應約，可惜午孫化空。由於所問的事是指定於今天發生，故此日辰為重，日辰落卦化空，三爻卯兄化絕，卯與戌合亦有合死財爻之象，而用神是戌土財爻亦被緊絆合，我對他說今天晚上李小姐不會與你一起晚餐，但會和你一起食宵夜的。翌日該名客人來電通知，李小姐於當晚半夜一時許致電找他，然後一起去食宵夜。

備註：此卦用神兩現，卦中世爻有未土財亦有戌土財。李小姐是戌土財爻，而世爻未土財爻是世爻的另一女朋友。凡占約會用神化空，應爻化空，又或者用神不在世應內，皆不可能成事。卦中戌土財在六爻而不在世應之內，應爻又化空亡，以上兩點都表示不能成事，但為何又斷其願意去食宵夜呢？因為卦中卯兄自化回剋令到戌財不再受牽絆，而應爻亦表示李小姐只是午日不能來，但過了午日便是己未日，應來合我，李小姐應約也。相見之日為何是半夜一時許，因為午化丑土來沖世，故斷其為己未日的丑時相見。

卦例五　壬寅年乙巳月己卯日（申酉）

代占：何小姐（年命申金）和X先生是否有地下情？

變卦	伏神	六獸	六親	裝卦	本卦	世應
		勾陳	財	卯	⚊	
	（申）兄	朱雀	官	巳	⚊	
		青龍	父	未	⚋	世
		玄武	財	卯	⚋	
		白虎	官	巳	⚋	
	子孫	螣蛇	父	未	⚋	應

女命為財爻。

官爻為X先生。

應爻為問事結局。

申金是何小姐的年命，而巳火官爻則為有無地下情的男主角，現在兩者重疊在一起，習者若以申兄空亡不實而斷其無地下情則謬矣！巳火官爻可代表約束力，若然申金無空亡巳申合則申兄受剋制才可斷不會有地下戀情。現何小姐年命申金，兄弟爻申金和年命一同空亡不受巳官所制，代表不受約束，女方卯財臨玄武，品性亦非賢良淑德，故此斷其定有地下戀情。其後在女方的朋友圈傳出，他們已經拖手，戀情曝光了。而且他們不會結婚只會維持現時的關係狀態。

備註：代占卦中世應間之卯木財爻坐玄武代表何小姐，申兄為何小姐年命。內卦為一組，而外卦為另一組，巳火官朱雀再見卯財是另一個女人，可知X先生已婚，巳官伏下的申兄是巳火官的心態，由於伏神申兄空亡，X先生對其太太非常好，亦很照顧家庭，而內卦卯財玄武二爻巳官坐白虎，是指何小姐已離婚，應爻未父伏下子孫，女方有一名小朋友。又因外卦並無子孫爻，X先生並無子女。其後學生講述何小姐自稱對其前夫真心及對家庭孩子盡責，其實都是假的。因為該學生在面書發現何小姐有很多男朋友且態度非常親暱，亦不只一個。但由於我的學生不想別人家變而佯裝不知，亦無向她前夫揭穿她的作為。

卦例六　壬寅年癸卯月癸酉日（戌亥）

女自占：壬寅年會否有姻緣？

變卦						子父
伏神						子父
六獸	白虎	螣蛇	勾陳	朱雀	青龍	玄武
六親	財	官	孫	兄	孫	財
裝卦	（戌）	申	午	卯	巳	未
本卦	▅ ▅	▅ ▅	▅▅▅	▅ ▅	▅ ▅	×
世應			應			世

世爻為自己。

官爻為用神亦即男友。

財爻為情敵。

孫爻為剋官的忌神。

應爻則為結果。

凡女占姻緣者官鬼爻是用神，此卦是一支六合卦，更以應爻午火孫爻生旺世爻，應來合世容易誤判為有追求者，應爻生合世爻必定有良緣，對方更加對世爻寵愛有加，必能覓得如意郎君，如此則又錯判了！因為卦中用神為申金官鬼爻，子孫爻剋官故是忌神，而應爻代表占事的結果，此卦午火子孫爻坐應爻應該斷定姻緣不成而不應該斷其應來生世能夠求得一段良緣。

用神申金官鬼爻在卦外更是不吉之象，申金官鬼爻更加與世爻全無生合之意。世爻在此卦中與用神申官絕無關係，真是吹皺一池春水干卿底事？卦逢六合亦只有應爻的午火忌神子孫合入世爻未土而矣！占者世爻未財坐玄武，其人心態並非追求一段真姻緣，而其伏下的子水父爻亦是玄武更加表明其心態不是要一份真正的婚書。伏神子水玄武父爻再化子水玄武父表示世爻很想將此心態付諸行動。又因玄武父爻代表同居，反映出占者心態不抗拒同居的生活方式。此卦申金官鬼爻被太歲壬寅年沖動，今年難有好姻緣，我向女客詢問，是否不一定要簽訂婚書，同居關係亦可接受，亦即只希望有一個男朋友照顧其經濟及生活費用呢？

她回答是的，會有這樣的男人出現嗎？世爻持未土財爻生官，未土財爻發動引卯木兄弟爻入墓於世爻，此未土財爻除了生官之外，同時亦有劫財之象，化出子水玄武父母爻乃同居之象。我老實回答她壬寅年不會有姻緣，她當時十分失望，但是占者亦應該檢討自己對愛情的價值觀是否真的要以金錢為先呢？

備註：此卦以今年壬寅年為主體，太歲為先，恰巧沖走用神申金官爻，已經反映出世爻今年並無好的姻緣，因為申官臨螣蛇，而占姻緣螣蛇代表有夙世的緣份，卦中是六合卦，卦內二爻巳火孫爻青龍合死申金螣蛇官，卦內官爻已經受傷，應爻午孫忌神又合世爻，卯兄合死戌土白虎財爻，財爻受傷，故此亦不會有第三者與世爻爭風呷醋。凡占姻緣無論男占或女占都必須著重用神與占者的情意，絕不能單以應爻為重。

卦例七　癸卯年己未月乙酉日（午未）

男占：與陳小姐（年命午火）的感情發展如何？

變卦	伏神	六獸	六親	裝卦	本卦	世應
子官		玄武	父	寅	○	
戌孫		白虎	官	子	×	
	酉財	螣蛇	孫	戌	▬ ▬	世
		勾陳	兄	（午）	▬ ▬	
		朱雀	孫	辰	▬▬▬	
		青龍	父	寅	▬ ▬	應

財爻為陳小姐。

官爻為情敵。

一名男客人，年過五十左右，目前與陳小姐只是普通朋友，欲占問與陳小姐之感情能否有進一步的發展。他非常坦白告訴我他是有家室的，但當遇到這位陳小姐時竟然令他意亂情迷，希望發展成為情侶。

卦中世爻伏下酉金財爻正是陳小姐，世爻持飛神戌土子孫爻生旺伏神酉金財爻，意味他心中非常愛惜女方，間爻午火兄弟爻空亡代表女方並非一個勢利貪財的女性，絕不是因為貪圖世爻之金錢地位而附於世爻。酉金財爻值日而子午卯酉為桃花，女方必定容貌出眾。應爻除可代表問事結果，亦可代表陳小姐本人，寅木父母爻臨青龍表示為人正直，不會接受一個有婦之夫而破壞別人家庭，且應來剋世，世爻必然會被陳小姐拒絕及訓斥一番，甚至有可能因而絕交。此卦用神酉金財爻伏在世爻之下只代表世爻的內心對陳小姐的思念，反觀應爻臨青龍剋世顯示陳小姐對世爻的抗拒態度。話雖如此，我知道這位男士是不會聽從勸告而放棄的。卦中五爻子水官爻是陳小姐將來的男朋友，而世爻戌土孫爻併上五爻回剋子水官爻，加上六爻子官回生寅木父爻亦與初爻的寅木青龍父爻互併，顯見世爻將來必會與陳小姐的男朋友爭持不下。又因六爻的寅父剋世，所以最終必定是以世爻失敗告終。我對占者好言相勸，不要做出一些令太太傷心及破壞自己家庭的事，務必臨崖勒馬，收拾心情勿發展這段婚外情。這名男士聽罷無奈地離去。

備註：此卦的重點在於酉金財爻對世爻之間全無情意，亦無生合，反而應來剋世。再察看六獸，應爻臨青龍，其性格必定正直端莊循規蹈矩，又怎會做出破壞別人家庭的事呢？這陳小姐年命臨午火兄弟爻空亡更不會是一個貪圖金錢利益而與世爻在一起的人。習卦者宜多注意，演譯姻緣卦必須留意用神性格和應爻所表達的意思。

卦例八　癸卯年己未月己丑日（午未）

女占：與男友張先生（年命卯木）的感情發展？

變卦	伏神	六獸	六親	裝卦	本卦	世應
		勾陳	財	戌	▅ ▅	應
酉官		朱雀	官	申	×	
		青龍	孫	（午）	▅▅▅	
卯兄		玄武	官	酉	○	世
巳孫	寅兄	白虎	父	亥	○	
		螣蛇	財	丑	▅ ▅	

世爻為自己。
父爻為婚書。
官爻為男友。
財爻為忌神。
應爻為結局。

女客來求一支姻緣卦，問近日認識了一名男士，對其頗有好感，但又擔心對方是否認真，故占卦一問。

此卦世爻持酉金官爻，五爻又見申金官爻自化酉金官爻，那個才代表真正的男朋友呢？世爻老陽持酉金官爻代表該女士內心仍惦念着前男友。五爻官爻化進，申金官爻才是她今次所問的男士。此君臨朱雀定必口才出眾，能言善道應對得體，令占者芳心暗許。此卦申金官爻化進驟眼看似官爻非常積極展開追求攻勢，而且更是應來生世，彷彿是一段天賜的良緣。可是凡女占姻緣，應爻臨忌神財爻代表有另一女性牽涉其中。世爻所持的酉金官爻是世爻心中惦念的前男友，應爻臨忌神財爻顯示前一段姻緣因第三者介入而結束，今次亦將會歷史重演。應爻是問事的結局，臨戌土財爻表示與現在這名男士之間將來會有第三者出現。又因財爻有剋父爻之象，父爻代表占者和張先生將來成為夫妻（如可）的婚書，應爻臨財意味好夢難圓了。從世爻化反吟足見占者目前心態非常忐忑，張先生的年命為卯木亦會沖世爻酉金，雙方的性格截然不同又怎能長久相處呢？二爻老陽亥水父母爻化回沖代表前一段感情已結束。亦切勿誤判官爻化進代表男方積極追求，必須要留意申金官爻對世爻並無情意，更有忌神臨應爻而破壞這段感情。該女客亦坦然說其實張先生對她亦是忽冷忽熱，有時好像對自己有點意思，但又不像熱戀中的男女朋友般親密，亦未有表示想進一步發展。這支卦的要點是不要以為官爻化進便會有美滿結果，反之，必須要以用神、忌神、應爻互參才能準確推斷整個感情的發展以及所問之事的結局。

聽玄說卦——文王卦詳解

卦例九　壬寅年己酉月乙亥日（申酉）

妻子占丈夫（年命寅木）與某女子是否有曖昧關係？

變卦	未孫	（酉）財		丑孫	卯父	
伏神						
六獸	玄武	白虎	螣蛇	勾陳	朱雀	青龍
六親	兄	孫	財	官	孫	父
裝卦	巳	未	（酉）	亥	丑	卯
本卦	○	×	▅▅	○	×	▅▅
世應	世			應		

財爻為忌神。
官爻為丈夫。
應爻為結局。
世爻為自己。
父爻為婚書。

夫妻本來就是互相的另一半，理應相親相愛，白髮齊眉，互相珍惜愛護對方。可惜現今世代，不論男女，不少都不肯遵守承諾，更遑論盡丈夫或妻子應有之責任，亦沒有為下一代著想，動輒離婚已成為社會風氣。

本卦妻子占丈夫有否出軌，需先看卦中的亥水官爻，此乃占者的丈夫，化出丑土子孫爻為其行動，此子孫爻試圖吸引占者的情敵忌神酉金財爻入墓。幸好四爻酉金財爻空亡亦無發動生亥水官爻，故可斷此女士對占者的丈夫並無情意，只是其丈夫一廂情願有意吸引女方注意而已，雙方並無曖昧關係。此卦初爻卯父臨青龍正是占者與丈夫的正式婚書，初爻卯父併入二爻回剋丑孫，二爻丑孫又併上三爻回剋用神亥官。正如剛才所說，亥官化出丑孫是想吸引酉金財入墓，只是女方空亡無意開展這段無結果的戀情而已。酉金財爻空亡臨螣蛇亦代表此女與占者的丈夫並無夙世緣份。五爻未土孫化出酉金財爻空亡再併上六爻，由於五爻未孫化空，無力沖二爻丑土孫爻。

另一方面，自化回剋的二爻丑土孫亦無法沖動五爻的未孫，此處代表世爻從未有向丈夫提出這件事情，只是暗中調查而已。世爻的丈夫亦尊重這段婚姻故初爻青龍卯父併上二爻剋制丑土子孫爻表示世爻的丈夫無意跟太太鬧得太僵。另一方面從世爻與應爻的關係來看，世爻持玄武兄弟爻，應爻亥水官爻值日，世應相沖，兩夫妻的感情肯定不會恩愛。男方年命寅木是另一父母爻，意味著丈夫希望有另一段感情生活。雖然今次丈夫與該女子的確並無任何親密行為，但由於世應互沖而且丈夫已經想與別的女子曖昧，在在顯示婚姻已經暗藏破裂危機，若雙方再不好好處理，恐怕離離婚日子不遠矣。

備註：占姻緣卦著重雙方情意，此外若果卦中四爻的酉金財爻並無空亡，必然入墓於亥水官爻化出的丑土墓庫，那麼兩人就會產生愛意，加上亥官值日辰旺相更能主導這段感情。世爻巳火兄在卦中無力，故此世爻必然受傷，酉財空亡只代表女方無意，但亥官卻是已經有所行動了。

卦例十　壬寅年己酉月壬辰日（午未）

女占：丈夫（年命酉金）會否提出離婚？

變卦	伏神	六獸	六親	裝卦	本卦	世應
		白虎	兄	巳	▅▅▅	應
		螣蛇	孫	（未）	▅ ▅	
戌孫		勾陳	財	酉	○	
	亥官	朱雀	兄	（午）	▅ ▅	世
		青龍	孫	辰	▅▅▅	
		玄武	父	寅	▅ ▅	

財爻為忌神情敵。

應爻為問事結局。

官爻為丈夫。

世爻為自己。

父爻為婚書。

這支姻緣卦是由女方自占，故此世爻代表女方，世爻空亡伏下亥水用神官爻（丈夫），世爻空亡已經是無能力亦無信心去處理這段婚姻的事情，世爻伏下亥水官爻代表占者的內心世界，可見占者心裏仍然情繫丈夫，但由於世爻空亡，她知道這段感情已經不再由自己控制，由這一爻可以看出占者心裏是多麼難受。

老陽代表過去，占卦時是己酉月，此婚外情不是在壬寅年內發生的，而是辛丑年酉月已經開始，似乎已有一年了。而酉金財爻臨勾陳化出戌土子孫爻回生，勾陳代表地下情，發動表示該名第三者非常積極及有行動性，亦不會甘心做幕後的情婦。酉金財爻發動必定會沖剋初爻的寅木父，寅木父母爻代表占者和丈夫之間的婚約。今財爻化戌土孫回生，力剋世爻和她丈夫的婚書，這名第三者是有心要占者的丈夫和太太離婚的。雖然此第三者有所行動，但離婚與否的主動權始終仍在占者丈夫手上，現在且看亥水官爻的情意如何?用神亥水官鬼爻

（丈夫）伏於世爻之下，由於世爻午火兄爻空亡，亥水官並無對其攻剋，丈夫的行為亦不會令世爻太難受。又因午火兄爻空亡，故此亥水官鬼爻會合入初爻之寅木父母爻（世爻與丈夫的婚書），這亦代表丈夫目前的心態仍希望留住這段婚姻關係，不會主動提出離婚。但話雖如此，丈夫年命酉金，年命代表內心世界，恰好卦中第三者亦是酉金財，這表示丈夫對該第三者的愛意已經入心入肺，可以斷定丈夫雖不會離婚但心裏是放不下這酉金財的，只會是一個三國鼎立的關係。

占者聽罷，說她也相信丈夫認識這名女子已接近一年。另外，丈夫任職的公司有已婚房屋津貼，若然離婚不單失去這種福利，亦會影響丈夫在這間公司的前途，所以他不想與我離婚。其實我是非常理解的，世上那會有女子願意將自己的丈夫分一半給另一個女人呢！但此後只好繼續三人行矣！

卦例十一　壬寅年丙午月庚寅日（午未）

女自占：與男友姻緣發展前景如何？

變卦	伏神	六獸	六親	裝卦	本卦	世應
酉財		螣蛇	父	寅	○	
		勾陳	官	子	▅ ▅	
	酉財	朱雀	孫	戌	▅ ▅	世
酉財		青龍	兄	（午）	×	
		玄武	孫	辰	▅▅▅	
		白虎	父	寅	▅ ▅	應

官爻為男友。

財爻為情敵。

父爻為婚書。

婚姻是人生的一部份，亦是生命中一個非常重要的里程碑。無論男女都會對愛情有無限憧憬，這名女孩亦不例外，希望愛情能夠開花結果與君偕老，故為自己的姻緣求占一卦。

卦中世爻臨戌土孫爻，女占姻緣而世爻持孫乃剋官之象，此卦中的用神是子水官（占者的男友），今世爻臨孫爻是不吉之象，幸好世爻伏下酉金財爻，財爻有生旺官爻的情意。占卦日為午月寅日，子水官爻並不旺相，顯示其經濟能力及工作職位不會很高，但六獸臨勾陳，為人老實是其優點。雖然子、午、卯、酉為四正桃花，但由於子水於午月寅日並無生扶，故此男友相貌不會太俊俏，從卦象中已可看出占者男朋友極可能是一名普通的小職員，相貌亦是平平，經濟能力尚可。卦中六爻老陽寅木父化酉財回剋，寅木父母爻代表婚書，但受酉財回剋，今年正值壬寅年，寅木父被剋代表不能成婚。

我向該名女子查詢，是否今年壬寅年寅月的時候曾經想結婚但後來擱置了？她回答是的，因為疫情問題而延期了。若此寅木父母爻化財爻臨於應爻，而應爻是問事的結局，則需斷其不能結婚且最終分手收場了。三爻酉金財爻由真空亡之午火兄弟爻化出，無力剋制寅木父母爻，午火兄弟爻亦無力沖動用神子水官鬼爻，應爻臨父代表占者與男朋友的姻緣前景，亦即結局也。因此寅木父無受攻剋，故我對占者說，恭喜你這段姻緣必能開花結果，將來定會結為夫婦，男朋友為人老實，不會是沾花惹草亂搞男女關係之人，只是入息及經濟能力暫時稍遜，但最重要是能夠找到有情郎啊。占者聽後非常高興，現正儲錢買樓計劃結婚，亦同意她男朋友和我說的一樣是個老實有為的人。

備註：這支卦的妙處是父爻兩現，且有兩種不同的解釋。應爻的父母爻為問事的結果，而六爻的老陽寅木父母爻化回剋代表年初已發生的事情。在女占姻緣卦中，財爻是忌神是情敵，為何本卦三爻午兄動化酉財不解作有其他女性破壞占者的婚姻呢？若然酉金忌神財爻不是臨於世爻，而是在其他位置則代表情敵。由於此卦之忌神伏於世爻之下，財爻生官鬼爻只是代表占者非常心愛其男友，又由於飛神生伏神的關係，世爻所持的子孫爻無力剋制官鬼爻，亦將世爻持孫剋官的本質徹底改變了。此亦是一支卦中當六親不齊全的時候，必須要尋找伏神的原因。三爻的午兄動化酉財代表世爻想多賺一點錢，並不是要沖動用神的子水官鬼爻，午兄空亡亦代表世爻賺錢能力有限，所以不能一見財爻忌神就妄斷男方有第三者，大家亦要留意伏神的重要性。

卦例十二　壬寅年庚戌月辛丑日（辰巳）

女占：與男朋友的感情會有發展機會嗎？

變卦	伏神	六獸	六親	裝卦	本卦	世應
		螣蛇	孫	戌	▅▅▅	應
		勾陳	財	申	▅▅▅	
		朱雀	兄	午	▅▅▅	
		青龍	官	亥	▅▅▅	世
		玄武	孫	丑	▅ ▅	
		白虎	父	卯	▅▅▅	

用神為官爻。
父爻為婚書。
忌神為財爻。

人生漫漫長路誰不想有伴終老，可是月老常常跟我們開玩笑，更折騰了不少痴男怨女！這名女客人亦想尋得一段好姻緣，故占卦一問。此女士剛剛認識了這名男友並希望能與他在愛情路上更上一層樓。

卦中用神官鬼爻（占者的男朋友）持青龍臨世爻，足以證明占者已對這名男士芳心暗許，非君不嫁了。但可惜應爻臨戌土子孫爻剋官絕非吉象，看來世爻持官僅代表占者心裡對該男士非常上心而已，神女有心襄王無夢呀。由於此卦是以官爻為用神，應爻代表占者的男朋友及所問事情的結局，現在應爻雖然並無發動來剋世爻，但已顯示這段感情沒有進一步的發展空間了。間爻的申金財爻為忌神，顯示占者的男朋友亦有其他的女性朋友。申金財爻並無發動生亥水官鬼爻，故斷二人沒有親密關係。占者當時希望能夠與男朋友可以有進一步的發展包括同居或正式註冊結婚，但卯父臨白虎在初爻更在世應之外，明顯是不可能與男朋友同居，更遑論結為秦晉了。卦中二爻臨丑土孫亦為宅爻，故此兩人的關係只是拍拖而沒有同居。女客聽後非常失望，但正如我所說男朋友忽冷忽熱亦沒有進一步追求，雖然心中失望也只好接受現實。

備註：此卦世應持青龍及螣蛇，若單從六獸角度可看作正配及夙世姻緣，但解卦切不可只憑六獸斷事否則極易錯判！因為凡占姻緣卦不論男占或是女占都必須檢視用神對世爻的意向，再看應爻是何結局，卦中的間爻是整個戀情的發展過程，而父母爻則代表能否共同生活。習卦者必須小心參詳不能單以六獸來斷定事情的成敗。

卦例十三　壬寅年庚戌月庚申日（子丑）

男占：和女朋友的感情發展（上集）

變卦	伏神	六獸	六親	裝卦	本卦	世應
		螣蛇	財	卯	▅▅▅	
	申兄	勾陳	官	巳	▅▅▅	
		朱雀	父	未	▅ ▅	世
		青龍	財	卯	▅ ▅	
		玄武	官	巳	▅ ▅	
	（子）孫	白虎	父	未	▅ ▅	應

父爻為婚書。

財爻為女朋友。

官爻為情敵。

應爻為問事的結局。

這支卦是一名男士所問，想知道與女朋友往後的感情發展，他亦非常坦白道出自己已婚，是有婦之夫，對於女朋友及現任太太，難於取捨，故此占問與女友的感情發展如何？

此卦是一支伏吟卦，日與月都無法解除伏吟的狀況，三爻卯木財爻臨青龍為卦中的用神（女朋友），二爻巳火官爻臨玄武為情敵，應爻未土父為問事的結局。間爻中的卯財雖然臨青龍，但由於占卦時是戌月庚申日，卯木財並不旺相，顯現出這名女子雖然臨青龍但不旺相，故此為人並非正直，間爻有巳火官鬼爻的存在，代表該名女子除了占者之外亦另有男友。父爻臨青龍代表正式婚書，反之，父爻臨白虎代表他們將來不能正式結成夫婦。五爻巳火官爻伏下申兄，代表占者的情敵的經濟能力不佳，卯木財爻併出世應之外，占者的女朋友將來必然會離棄世爻而與巳火官爻在一起。

我問占者你女朋友有其他男朋友你知道嗎?占者坦然回覆，對的，除了我之外，她確實是有其他男朋友的。更不時會參加一些聚會。我接着向占者解釋這段感情是非常不實在的，該名女子對你亦不會有真感情，你和女朋友感情亦不會有任何進展，趁太太還未發現，快些浪子回頭，不要令到自己的家庭因此而破裂，占者聽罷仍然死心不息，故有另一卦的連續篇。

備註：凡是伏吟卦，無論所問何事都不能有進展，除非有生合才可解。伏吟只會按現時的狀態反反覆覆，難有突破性的發展，卦中卯木財爻不會與世爻有任何情意，世應俱是未土父母爻為比和，無相生之象，父爻坐白虎為殘破的格局，故此斷其感情並無發展可能。

卦例十四　壬寅年庚戌月庚申日（子丑）

男占：妻子會否因為發現婚外情而提出離婚？（下集）

變卦		申父	午財	酉父		
伏神						
六獸	螣蛇	勾陳	朱雀	青龍	玄武	白虎
六親	兄	官	父	財	官	孫
裝卦	（子）	戌	申	午	辰	寅
本卦	▅▅　▅▅	○	×	×	▅▅▅▅▅	▅▅　▅▅
世應	世			應		

財爻為太太。

父爻為婚書。

應爻為問事的結局。

此卦是承接上一支卦的。該名客人再問一卦，若太太知道婚外情後會否提出離婚。

此卦是一支六沖卦，應爻的午火財爻為用神（占者的太太），財爻發動沖世爻子水兄弟爻。四爻申金父母爻是占者與太太現時的婚書，此婚書被應爻午火青龍財爻併上四爻的變爻直接回剋，代表太太會主動攻剋婚書亦即是會提出離婚。而應爻午財用神化出另一個酉金父爻代表太太想過她自己的生活，這兩爻已經很明確地指出占者的太太個性非常決斷，揮慧劍斬情絲，不會拖泥帶水。而五爻戌官化出申金父爻，亦不能解說成戌土官爻發動引應爻的午火青龍財爻入墓，戌官沖走二爻的辰土官爻玄武只代表太太在外面並無其他的男性追求者。

由於這支是六沖卦，辰戌互沖，故此不能論午火財爻入墓於戌土官爻。世爻雖持子水兄弟爻，但卦中只有應爻午火財爻發動沖世，絕無世爻沖應爻之理。由於世爻臨子水兄爻空亡不劫財，故此在未發生這段婚外情之前，世爻確實對妻子不錯的，算得上是百般遷就，剋盡己任，亦不會虧欠家用。故此我亦多費唇舌引導占者迷途知返，收拾心情，免得將來家庭破碎後悔莫及，希望他真的能夠回頭是岸。

備註：卦中應爻青龍財爻化出的酉金父爻代表占者太太的行動性，自身化出的事情是不會受別人所左右的，再加上四爻申金父爻被午火財爻所破，已經是離婚的徵兆。由於代表占者與其太太的婚書之四爻申金父朱雀及日辰庚申同時沖動初爻寅木孫爻，故我向占者說你家中應有兩名女兒，客人亦證實確有兩名女兒。其實卦中應爻老陰為將來的事情，此卦老陰財爻發動化酉金父爻，四爻老陰又動而剋申金父母爻，故我相信占者難捨這段婚外情緣，將來東窗事發，離婚收場是難免的了。

卦例十五　壬寅年庚戌月庚申日（子丑）

男自占：某長輩會否介紹女性給自己認識及以後感情發展如何？

變卦	伏神	六獸	六親	裝卦	本卦	世應
		螣蛇	兄	（子）	▬ ▬	世
		勾陳	官	戌	▬▬▬	
亥兄		朱雀	父	申	×	
		青龍	財	午	▬ ▬	應
		玄武	官	辰	▬▬▬	
		白虎	孫	寅	▬ ▬	

父爻為長者。

財爻為女朋友。

這一支卦是一名男子占問的，這名男子外貌俊俏一表人才，亦非常年青。由於有一位長輩說會介紹女朋友給他認識，占者亦希望成事，故求一卦看看事態發展。

這是一支六沖卦，卦中長輩是四爻申金父爻臨朱雀，申金父爻化出亥水兄弟爻，變成一支六合卦。卦中四爻申金父爻的情意只是沖動初爻的寅木孫爻，而化出的亥水兄爻是申金父爻的心意，完全與三爻的午火財爻無關，世爻的子水兄弟爻空亡，所以只有應爻的午火財爻沖世，世爻空亡對長輩介紹女性朋友給自己認識之事不存厚望。

我向占者解說，這位長輩並不會介紹女性朋友給你的，他臨朱雀僅是說說而矣。所以更不需要解說日後與女朋友的感情發展如何。該客人隨着說出是的，該長輩曾多次說會介紹女性朋友給我，但最後都完全沒有兑現，我相信今次亦和以前一樣。過了多月後，該男子回覆說那長輩始終都沒有介紹女朋友給他。

備註：此卦不能以應爻臨午火青龍財爻為正配就誤判以為將會有一段美好良緣，原因是此卦之重點乃占者所提及之長輩。四爻申金父爻化出的亥水兄爻是一爻獨發而變成六合卦，整件事情根本並無改變，而申父臨朱雀只是戲言，與午火財爻用神完全無關係。故此大家不能用應爻臨財便誤以為是此卦的結局，因為世爻能否在這支卦中覓得一段良緣全在長輩身上，故該着重觀察申金父爻的真偽而不是以財爻為用重。

卦例十六　壬寅年辛亥月壬申日（戌亥）

男占：與女朋友（年命卯木）之感情發展，若與她結婚能白頭到老嗎？

變卦	伏神	六獸	六親	裝卦	本卦	世應
		白虎	兄	巳	▅▅▅	世
巳兄		螣蛇	孫	未	×	
未孫		勾陳	財	酉	○	
		朱雀	官	（亥）	▅▅▅	應
		青龍	孫	丑	▅ ▅	
		玄武	父	卯	▅▅▅	

父爻為婚書。
財爻為女友。
世爻為自己。
官爻為情敵。

這一支卦是一名男子前來求問與女朋友的感情前景，希望能夠長相廝守白頭到老。

卦中的四爻酉金財爻為用神，即是占者所問的女朋友，四爻酉金財老陽發動化出未土子孫回生有力，沖剋初爻卯木父母爻，而這個卯木父母爻是代表着占者與其女友的婚書，亦是占者女友的年命。由於老陽發動，我斷其女友曾向占者提出過分手，又因是六沖卦，所以當時肯定是事出突然和完全無先兆。五爻的巳兄是世爻所併入，未孫騰蛇發動直沖二爻的丑土青龍孫，可見占者就算與女朋友結婚亦不會計劃生育下一代。官爻在此卦中代表情敵，今應爻亥官空亡，無力去沖剋世爻巳火，反為吉象，亦顯示這名女友並無與其他男士交往。這名女友年命是卯，卯木臨父爻代表女方已準備註冊結婚。卯木年命亦能生旺世爻的巳火兄弟，顯見女方的心意非常愛世爻亦會盡量去遷就世爻。

我問占者其女朋友是否以前曾經提出過分手並且事出非常突然毫無先兆，客人回答說是的，當時大家的感情本來好好的，但有一次晚飯時突然向我提出分手，隨即離開了香港。現在她再次找我，並且說希望能夠結婚，還要我放棄香港的一切與她往外地生活。我滿懷疑問才求卜此卦，看看大家的感情能否好好維持到老。

我向客人再次解說，卦中的女子的確是真心想和你一起，內心並無其他男士。但日辰為壬申日臨財，亦即另一女子，壬申日合世爻的巳火兄弟爻，日合來解除這支六沖卦。因是另一財爻來合世爻，我向他說恐怕今次會是你離開你女友而不是她要求分手。申財除了合世，亦剋卯木父母爻，所以將來這名女士必定會破壞你們的婚書，亦直接傷害了酉財（現女朋友），所以酉財定然十分傷心。由於日辰為大，酉財必定無力招架，故此你必須要小心處理這個問題，否則你的現任女友將來會有情緒病及出現嚴重心理問題。日辰壬申直剋酉金財爻的年命卯木，值日且不落卦，此申金之力量是不會消失的。

備註：卦中看似四爻的酉金財爻發動沖初爻的卯木父爻，為何不斷其女友最終破壞婚書再次離開世爻，反而是男方將來會拋棄女方呢？大家必需明白老陽的代表性，老陽是代表過往已經發生之事，所以必須理解為酉財曾離開世爻，而不能解作將來會再次離開世爻。反觀日辰的壬申日是將來的事情當然是未發生的，所以意味著男方將會因申財而離開現時這名女友。大家必須明白老陽動爻為過去的真正意義以及日辰顯示將來會發生的事情，否則便會本末倒置錯判矣！

卦例十七　壬寅年辛亥月己巳日（戌亥）

女占：能否於二零二六年（丙午年）內與男朋友成婚？

變卦	伏神	六獸	六親	裝卦	本卦	世應
		勾陳	兄	卯	▅▅▅	應
		朱雀	孫	巳	▅▅▅	
午孫		青龍	財	未	×	
酉官	酉官	玄武	財	辰	×	世
（亥父）		白虎	兄	寅	×	
丑財		螣蛇	父	子	○	

世爻為自己。

官爻為男朋友。

財爻為忌神。

父爻為婚書。

應爻為問事的結局。

一學生於課堂上提出此卦，占者是一名女子，男朋友則是三爻的伏神酉金官鬼爻。世爻辰土財爻伏下酉金官鬼爻，辰酉相合已顯示世爻非常深愛着這男友了。卦中世爻伏下酉金官與變爻酉金官皆代表這男友，此酉金官必定會沖剋應爻的卯木兄弟爻，而卯木兄弟爻在卦中代表事之結局，今酉金官爻沖剋應爻卯木兄弟，令到卯木不能攻剋世爻，故可斷定婚事必成。卦中的二爻寅兄白虎化出亥水空亡，男朋友曾在壬寅年提出婚事，但遭世爻拒絕。初爻子水父爻被丑土財爻回剋，而子水父是老陽指過去之事，可是子水父爻是屬於世爻抑或屬於酉金官的呢？

由於子水父爻的墓庫是辰土，可以斷定老陽子水父爻是屬於占者的。子水父爻被丑土財爻回剋表示世爻曾經有過一段婚姻，而離婚的原因是因為有第三者（丑財）介入。五爻巳火孫爻絕於初爻之子水父爻，顯示世爻有一名小朋友，又因巳火孫爻與伏神酉金官爻扯不上任何關係，所以不會是世爻和酉金官所生的子女。四爻未土青龍財爻發動化出午火孫爻，不能誤以為該男友將來會另結新歡，並與新歡青龍財結為夫婦而離棄世爻，原因是酉金官爻是伏神，本卦的未土財爻難與其發生關係，故不能發揮財爻生官爻的作用。四爻未土青龍財得變爻午火孫回生，只會令未土財爻有力去引應爻的卯木兄弟入墓，應爻亦可代表男方，應爻入墓於財爻表示男方積極賺錢，努力工作的事實。世爻與用神酉金官爻已緊密地連在一起，何來會有第三者？學生亦答曰該名男士確實是一個十分勤力工作的人，亦從不嫌棄世爻曾經離婚及有一名小朋友，大家關係非常融洽，女方只是希望待到二〇二六年小朋友入讀中學後才考慮結婚而矣。

備註：卦中三爻伏神酉金官爻是此卦的用神，亦是占者的男朋友。卦中的酉金官若然不是伏神而是在本卦中出現，則四爻的未土財爻就可以直接與之產生相生有情的意象。但現在酉金官爻是伏神則只有飛神可以生之，而其他的卦爻都不能生剋伏神的酉金官爻，此酉金官從未受到巳孫所剋，所以斷他們關係融洽。如以四爻未土青龍財爻動而生酉金官爻來斷酉金官爻將來會與未土財爻結為夫妻，則錯判了。大家可以留心重溫飛神伏神篇的卦理。

卦例十八　壬寅年辛亥月戊寅日（申酉）

男自占：與女朋友感情發展前景如何？

變卦	伏神	六獸	六親	裝卦	本卦	世應
		朱雀	父	戌	▬ ▬	
		青龍	兄	（申）	▬ ▬	
丑父	亥孫	玄武	官	午	○	世
辰父		白虎	兄	（申）	○	
	卯財	螣蛇	官	午	▬ ▬	
子孫		勾陳	父	辰	×	應

世爻為自己。

財爻為用神。

父爻為婚書。

官爻為忌神。

應爻為結局。

一男子前來詢問有關感情之事，貌雖平平，但為人健談。該男士稱說約半年前認識了一名女子，認識的日子雖淺，但已非常深愛對方，想與她結為夫婦。因為不肯定女友是否亦想與自己結婚，故占卦一問，看看女友對自己是否亦是一見鍾情。

卦中用神是二爻的伏神卯木財爻，卯木財爻臨螣蛇本來是一段夙世姻緣，可惜卯木財為伏神，而飛神是午火官爻忌神。此二爻的午火官是世爻的情敵，不可與世爻的午火官混淆。卦中唯一的財爻是是卯木財爻，為占者的女朋友，伏去生飛，卯木財爻全心全意去生飛神的午火官，其情意不在世爻。加上卯木財與生飛神午火官皆臨螣蛇，反而表示兩人才是夙世的緣份。世爻老陽午火官化出丑土父爻又伏下亥水孫爻，老陽為過去的事情，顯示占者曾有過一段婚姻，且有一名小朋友。客人回答已離婚及有一名女兒。應爻為事情的結局，辰土父代表占者與這女友的婚書，可惜化出子水子孫爻。姻緣卦著重用神與世爻之間的情意，卦中卯木財與世爻之間却無情意可言，代表不能夠與這名女朋友結為夫婦。我唯有婉言告訴占者，女友心中另有一名心愛的男士，而且兩人情投意合，相信她是不會與閣下結為夫婦的了，但你不要灰心，將來必定能娶得一位好太太。原因是日辰為寅木財，為將來的事情，有生旺世爻的午火官的情意，表示將來必定可以找到一個愛你的女子。

備註：此卦的世爻午火官爻是代表占者自己，而二爻的午火官爻是忌神亦是另一追求卯木財爻的男士，這個不能錯判為同一人，若是誤當二爻為同一人，那該名卯木財爻肯定是深愛世爻了。但現實中占者與這名女子並無親密關係，只是普通朋友而已，以上這一點亦是此卦值得學習的地方。

假如本卦中三爻申金兄弟爻不是空亡，那初爻及三爻便可會成申子辰孫局了，孫局一成，占者與女友亦根本不會開始，孫剋世之故也。

第八章　疾病篇卦例

卦例十九　壬寅年戊申月己亥日（辰巳）

代占：姐姐是否真的患了乳癌，會否有生命危險？

變卦						
伏神						
六獸	勾陳	朱雀	青龍	玄武	白虎	螣蛇
六親	孫	財	兄	官	孫	父
裝卦	戌	申	午	亥	丑	卯
本卦	▅▅▅	▅▅▅	▅▅▅	▅▅▅	▅ ▅	▅▅▅
世應	應			世		

兄爻為用神。
官爻為乳癌。
孫爻為醫生。
應爻為問事結局。
姊妹情深！妹妹雖然身在國外，仍十分掛念在香港的姐姐，非常擔心她的病情。故此特來電為姐姐占了一卦。

此卦以午兄為其姐姐，亥官代表乳癌，而卦中亥官值日，亥水為驛馬，癌症是會擴散的。故此斷其姐已然確診了癌症，玄武臨官病情必定會有變化。亥官值日幸好仇神申金在五爻並無發動，病情不致太嚴重，最多亦是二期，而又因忌神亥官並無發動，故目前病況不會影響其姐的生命。應爻臨勾陳孫，病情進展緩慢需長期醫治，亥官在內卦斷其病在右邊，後來得妹妹告知，姐的乳癌確是在右邊，病情亦如卦中顯示為癌症二期，目前並無太大威脅，亦沒有生命危險，但需接受一連串的治療。

備註：凡占兄弟姊妹或朋友，皆以兄弟爻為用神，故此官鬼爻為疾病，如卦中的忌神亥水官爻臨玄武，代表病情必會有變，變化可以由壞轉好，又或病情日漸嚴重，故此必須要察看仇神的動向。此卦亥水官爻忌神已然值日辰，卦中申財忌神亦無發動，故可斷其病情目前不會急劇惡化，讀者必須留意。

卦例二十　壬寅年戊申月甲辰日（寅卯）

自占：應否遵從醫生建議，做手術切除癌細胞腫瘤，令病情復康？（上集）

變卦	伏神	六獸	六親	裝卦	本卦	世應
		玄武	孫	戌	▅▅▅	應
		白虎	財	申	▅▅▅	
		螣蛇	兄	午	▅▅▅	
		勾陳	官	亥	▅▅▅	世
（寅）父		朱雀	孫	丑	×	
		青龍	父	（卯）	▅▅▅	

官爻為乳癌。

孫爻為醫生。

父爻為不適和痛苦。

世爻為自己。

應爻為問病的結局。

占者世爻持亥官代表十分擔憂病情，應爻亦代表做切除腫瘤後的病情發展。問病最忌官爻持世，因這表示病情與世爻已經渾然一體難以分開。孫爻剋官代表病情受控，應爻臨孫驟看甚佳，可是此戌孫沒有發動不能剋制亥官，反而因應來剋世表示該項手術或醫生對占者不利。應爻戌孫坐玄武代表轉換，日辰甲辰日將卦中三爻亥官拉入墓而再次沖動應爻戌孫，再一次表示需要更換醫療方法，日辰為大亦是代表另一種醫治方法會更勝一籌。二爻丑土孫化空代表除了日辰的辰孫外別無選擇，故此我對占者解說目前此種療法不會有效。

備註：此卦的妙處在於日辰並無落卦（與前卦不同）。卦中以日辰為重。戌孫與日辰相比，自然日辰優勝。日辰代表另一種治療方法，辰日沖走戌孫，故該放棄原先的方法。亥官入墓於日辰，代表該治療方法有效控制病情，日辰落卦與否對解卦影響甚大，此卦是一個典型例子，望習卦者多加留意。

卦例二十一　壬寅年戊申月甲辰日（寅卯）

自占：應否遵從醫生建議將整個右邊乳房切除？（下集）

變卦	伏神	六獸	六親	裝卦	本卦	世應
		玄武	兄	酉	▅▅ ▅▅	
		白虎	孫	亥	▅▅ ▅▅	世
午官		螣蛇	父	丑	×	
		勾陳	兄	申	▅▅▅▅▅	
	（卯）財	朱雀	官	午	▅▅ ▅▅	應
		青龍	父	辰	▅▅ ▅▅	

世爻為自己。

孫爻為用神。

官爻為忌神。

應爻為問事結果。

生老病死雖然是人生必經階段，但當有重病來臨，發生在自己身上，難免感到徬徨絕望。卦中的世爻得知患上乳癌後，醫生建議兩個方案，此卦與上卦屬同一占者。

此卦世爻持孫爻坐白虎，白虎為開刀手術之象，代表世爻亦接受醫生做手術的建議，間爻老陰代表將來，丑父螣蛇動表示手術後仍會不適，化午官與應爻的午官互併，由於應爻的午官為乳癌的病情，併上四爻代表手術後的病情仍然會有持續性。亥水子孫爻為醫生，占日為甲辰日，幸好辰日落卦而且是靜爻，故此醫生並無入墓之象，而亥孫醫生與世爻坐在同一位置代表世爻與該名醫生亦甚有醫緣，應爻臨午官朱雀代表病情，幸仇神卯財空亡。應爻為結果表示完成手術後病情會否復發甚至危害生命。今應爻午官伏下卯財空亡代表官爻無力且洩出於甲辰日，雖然亥水子孫並無發動不能絕午官，幸好午官朱雀亦無發動且無仇神生旺。此卦可斷其病情日益減退，帶病延年，故此本人亦建議占者接受該項手術。

備註：很多習卦者都會誤解此卦的用神亥水孫會入墓於日辰，雖然日辰的確是有統領六爻的能力，但由於日辰已落在卦中的初爻辰父青龍的位置兼且是靜爻，故此日辰已失去了統領各爻的能力而不會拉亥水入墓。此要點是筆者從業多年的心得並已經無數實例驗證，習卦者宜多加注意。

卦例二十二　辛丑年辛丑月辛巳日（申酉）

代占：長輩（年命丑土）能否平安渡過壬寅年？

變卦	未財	（酉官）	亥父			
伏神		巳孫				
六獸	螣蛇	勾陳	朱雀	青龍	玄武	白虎
六親	兄	父	財	官	父	財
裝卦	寅	子	戌	（酉）	亥	丑
本卦	○	×	×	▅▅▅	▅▅▅	▅ ▅
世應	應			世		

用神為父爻。

忌神為財爻。

元神為官爻。

兄弟爻為醫生或藥物。

中國傳統思想百行以孝為先，後輩對長輩應該用心關懷以示孝道，亦給下一代樹立一個好榜樣。此卦的占者出於一片孝心，因長輩長期身體不適，健康情況不甚理想，故求一卦希望長輩吉人天相，早占勿藥。

卦中用神子水父爻持勾陳動而化空，世爻酉官青龍空亡無力生助，代表世爻於此事有心而無力。四爻戌土朱雀財爻為忌神，動而剋子水父爻又化出亥水父爻合應爻寅兄螣蛇，意味這位老人家已與死神螣蛇拉上關係。而寅兄代表醫療藥物，寅兄臨螣蛇代表藥物只是用來維持生命，並不能醫治子水父的病情。間爻代表病情進展，忌神戌土財在卦內不單全不受剋制，更化出亥水父合螣蛇，不吉之象也。須知此卦除了用神子父為長輩之外，應爻寅兄亦代表所占的對象亦即該長輩。寅兄為藥物，自化入墓已是藥石無靈，再加上用神子父化空，象徵老人家亦無求生意志。

占者問壬寅年之事，而應爻（結局）太歲寅兄持螣蛇兼自化入墓已給了啟示，故可斷其長輩壬寅年丁未月必有凶險（未土剋子水也），加上子水父爻化空，月令日辰皆無生扶，形勢極之無助！後來得知老人家果然於壬寅年丁未月己丑日午時離世！

備註：此卦用神兩現，既有子水父爻亦有亥水父爻，該如何取用神呢？查用神兩現必取間爻內，故此該取子水父爻為用神。用神自化空亡，其心態已然放棄。此卦應爻兄爻為藥物，兄爻入墓表示無力破忌神，只是維持生命而不能控制病情也。習卦者多以為疾病必以官爻為忌，殊不知解卦必須以六親用神及忌神的互動關係作準則。當有不同的用神問病便應以相應忌神為病厄，否則若問子女病情時又以官爻為病，豈非顛倒皂白是非！

卦例二十三　壬寅年戊申月癸丑日（寅卯）

代占朋友：壬寅年下半年會有重病嗎？

變卦	伏神	六獸	六親	裝卦	本卦	世應
		白虎	父	戌	▅ ▅	應
		螣蛇	兄	申	▅ ▅	
	亥孫	勾陳	官	午	▅▅▅	
酉兄		朱雀	父	丑	×	世
		青龍	財	（卯）	▅▅▅	
丑父		玄武	官	巳	○	

兄爻為用神。
官爻為重病。
孫爻為醫生。
應爻為結局。

此卦乃是代占必先看兄弟爻及應爻，官鬼爻在此卦是占者問朋友於壬寅年會否得上重病的忌神。卦中申兄坐螣蛇，午火官鬼爻為病情，伏下亥水子孫貼身剋制。下半年餘下的月份午官不再旺相，無力剋用神申兄。卦中午火官臨勾陳表示朋友有慢性疾病，午火為心血管疾病，伏下亥水子孫，病情必然能夠控制。孫爻無受沖剋，友人病情不會突然轉差。

我向占者詢問朋友是否有血壓高及糖尿病?占者說是的。染病已很多年了，但病情尚算穩定，我向占者解說，不用擔心朋友壬寅年餘下的日子，朋友定可帶病延年的。占者聽罷亦放下心頭大石。後來客人於癸卯年告訴我，其友人安然渡過壬寅年，雖然病情並無好轉，但尚算平安。

備註：此卦官鬼爻乃奪命之物，午火官鬼安然不動兼休囚無力，更有亥孫來剋制，加上寅年餘下的月份都只是金水旺相的月份，午官並無作為。初、三爻會成巳酉丑金局，兄爻又值月旺相，卦中仇神卯木坐死絕之地，無可作為，故肯定朋友於壬寅年下半年平安大吉。或曰申兄螣蛇入墓於丑不是代表死亡嗎？誤判了！日辰癸丑日落卦並成金局，丑土已然變質，墓庫亦不成立。故此申兄並無入墓之象。用神及應爻必須互參，申兄螣蛇入墓只代表朋友身體較差而矣。

卦例二十四　壬寅年癸卯月甲戌日（申酉）

代占：工人姐姐病情凶險嗎？

變卦				（酉）財		
伏神				亥官		
六獸	玄武	白虎	螣蛇	勾陳	朱雀	青龍
六親	孫	財	兄	兄	孫	父
裝卦	戌	（申）	午	午	辰	寅
本卦	▅▅▅	▅▅▅	▅▅▅	×	▅▅▅	▅ ▅
世應			世			應

孫爻為工人姐姐。

父爻為病情。

財爻為醫生、藥物。

應爻為結局。

這一支卦是僱主占問工人的病情進展及會否有生命危險。工人當時於家中感到不適，暈眩且神志不清，故召救護車送院檢查治理。由於疫情關係，不能入院探望，僱主非常擔心工人的健康情況故求一卦，希望能透過占卜得知工人的病情進展及生命會否有危險。

觀乎此卦，既有辰土孫爻在二爻亦有戌土孫爻在六爻，很多學卦者對用神兩現都不知該如何取捨，坊間更誤傳當用神兩現時，該取動爻或鄰近應爻的為用神！這種取用神法完全是錯誤的。

因用神兩現必取間，所以此卦的二爻辰孫才是真正的用神。另外，亦有不少學習占卜的同道者，一直誤以為所有問病皆以官鬼爻為病情，殊不知卦中的六親皆有其相互作用。六親者，妻財爻，官鬼爻，父母爻，子孫爻，兄弟爻，各有代表各司其職。假若逢問病都以官鬼爻為疾病，子孫剋官鬼，難道所有兒女都永不生病？故此學卦者必先用六親去辨別身份，如占兒女，子孫為用，兒女所患的疾病便該是父母爻了。此卦以辰孫朱雀為工人，疾病是寅木父爻青龍。若要工人平安出院，寅木父母爻必需受剋制，病情才會好轉，今月令癸卯，忌神寅木父爻旺相，不易受剋。卦中五爻申金財爻為本卦的醫生及藥物，可惜申金財爻安靜而空亡，於癸卯月更為木旺金絕，對忌神寅木父母爻全無剋制之功。三爻午火兄為辰土子孫爻的元神，可惜受伏下的亥水官爻所剋制，元神受剋無力生助用神，縱使午火兄爻不受亥水官爻所剋亦難逃化空的命運，令到辰孫全無生機。應爻為結果，寅木青龍父母爻當旺，其病情絕無好轉之理。翌日乙亥，伏神值日，先剋死元神午火兄，繼而合旺忌神寅木父母爻，危矣！後來得知該工人姐姐果於癸卯月乙亥日子時離世。

備註：很多學卦者誤以為凡問病皆以官鬼爻為病情。本人特別寫出此卦，希望能夠令大家明白六親、用神和忌神之間的相互關係。卦中三爻午火兄弟爻乃辰土孫之元神，一爻獨發，化出酉金財爻本來是辰土孫爻的最後希望，惜午火兄弟爻受剋且化空亡，至令辰土孫爻全無救應。六爻戌土子孫爻值日臨六爻，亦不會生旺卦中空亡的申金財爻，在在皆是藥石無靈之象，危矣，危矣。

卦例二十五　辛丑年戊戌月己未日（子丑）

代占：長輩身體情況，能否平安渡過辛丑年？

變卦	巳官				寅財	
伏神			亥孫			
六獸	勾陳	朱雀	青龍	玄武	白虎	螣蛇
六親	父	兄	官	父	財	官
裝卦	戌	申	午	（丑）	卯	巳
本卦	×	▬ ▬	▬▬▬	▬ ▬	○	▬▬▬
世應	應			世		

父爻為用神。

財爻為病情。

兄爻為醫生、藥物。

應爻為事情結局。

一名年青人來說其長輩已九十有餘，現身體不適需入醫院觀察，欲占問老人家能否平安渡過辛丑年。

從卦中觀看，應爻持戌土父母爻，臨勾陳，自化巳火官鬼爻回生，生命力及意志力都極強。四爻午火官鬼爻與用神戌土父母爻化出的官鬼爻是不同的。四爻的午火青龍官是用神戌土父的元神，此元神洩出於日辰未土，代表其身體已漸漸走下坡。午火官鬼爻伏下亥水子孫爻貼身剋制午火，其長輩之血壓及心臟都已出現問題，五爻申金兄弟爻為醫生及藥物，並無發動，故斷其今次入院並無實際的醫療行動。卦中二爻忌神卯木財爻持白虎化退，表示其病情會慢慢減退及康復。

我對占者解說，長輩生存意志極強，加上病情暫時未對長輩構成生命危險，觀察幾天後便可平安出院，不用擔心。長輩在辛丑年內一定不會有生命危險，必能平安渡過。後來於壬寅年初占者告訴我該長輩身體健康尚可，暫時平安。

聽玄說卦——文王卦詳解

備註：此卦的占問課題是能否渡過辛丑年，故必須以辛丑年太歲為重，一則忌神不獲太歲生扶，且卯木財爻在卦外化退表明是明年所發生的事情，二則太歲無沖剋用神，故此斷其壬寅年亦可平安渡過。

卦例二十六　壬寅年甲辰月壬辰日（午未）

代占：長輩昏迷入院，能否安然渡過險境平安返家？

變卦	伏神	六獸	六親	裝卦	本卦	世應
		白虎	官	寅	▅▅▅	應
巳父		螣蛇	財	子	×	
		勾陳	兄	戌	▅ ▅	
亥財	申孫	朱雀	兄	丑	×	世
丑兄		青龍	官	卯	○	
		玄武	父	巳	▅▅▅	

父母爻為用神。

財爻為病。

兄爻為醫藥。

占者求卦時，年逾八十的長輩已昏迷入院，而適逢香港新冠疫情嚴重不准探訪，占者非常擔憂，故求此卦望老人家可以平安渡過並早日返家休養。

此卦初爻巳火父母爻為長輩，用神在世應外已是不吉之象。兄弟爻代表醫藥，應爻臨官剋兄，兄被剋表示藥石無靈！四爻戌兄臨勾陳無發動，忌神子水財無制代表醫生束手無策，加上忌神子水財坐螣蛇又為奪命之象，既剋用神又絕於變爻巳火父的組合，足以反映長輩今次難逃一劫，正是屋漏更逢連夜雨！三爻丑兄本可合剋忌神子水財爻，如忌神被合死，用神巳火父便得到解救脫險，可惜這丑土兄爻又化出亥水忌神財爻直沖用神，變爻亥水力量非常威猛，巳火父怎能匹敵？二爻老陽卯官化出丑兄併入三爻丑兄，老陽代表過去，代表病情由二爻轉入三爻曾經一度有起色，可惜三爻丑兄化出亥水財爻忌神沖剋巳火父爻，變爻比本卦的動爻力量更大，而且三爻的動爻是老陰，代表即將發生的事情。占卦時為壬辰日，翌日癸巳，亦是旬尾，我對占者說明天或會有凶險，盡量留在醫院附近吧。果然不幸言中，老人家於甲辰月癸巳日亥時離世。

備註：此卦不能論應爻臨官鬼生扶巳火用神父母爻，因為財爻才是卦中的忌神，所以兄弟爻為醫生藥物，應爻臨官制兄反而是代表無藥可救。二爻卯木官動化丑兄是代表病情曾經有好轉，可惜併入三爻丑兄又化出亥水忌神財爻直沖用神巳火父，由於是驛馬沖驛馬，故斷病情變化迅速，急轉直下。習卦者最難拿捏的是應期、事情將於何時發生、何時完結等。此卦的應期相對明顯，首先是用神和忌神的關係，卦中用神是巳火父爻，醫生必然是戌土兄弟爻，卯木官動剋合戌土兄弟爻，令醫生束手無策。間爻內戌土醫生被制伏，忌神子水財爻更加猖狂，動而剋用神巳火父母爻兼帶螣蛇，必死無疑。三爻亥水財爻忌神落井下石，最終引發併發症。巳火父母爻於癸巳日落卦受沖便是應期，此關難過矣。可能有讀者會問，巳日多的是，為何應明天的癸巳日呢？　這要說明空亡的道理，卦中的爻若然空亡就不受生剋，而此卦的下一旬是甲午旬辰巳空亡，當辰巳空亡的時候，巳火父母爻就不受生剋何來會受傷。現在甲申旬內午未空，故此必定不會在下一個旬，即甲午旬內發生，因為空亡的爻是不會受傷的，所以應期必然要在甲申旬內出現，而占卦的日辰是壬辰日，翌日是甲午旬內最後一日，巳父受子水剋制又被亥水財沖死，故應在巳日亥時離世。

卦例二十七　壬寅年癸卯月辛未日（戌亥）

代占：弟弟因為新冠肺病入了醫院，會否有生命危險？

變卦	伏神	六獸	六親	裝卦	本卦	世應
		騰蛇	父	（戌）	▅▅▅	應
		勾陳	兄	申	▅▅▅	
		朱雀	官	午	▅▅▅	
		青龍	財	卯	▅ ▅	世
		玄武	官	巳	▅ ▅	
	子孫	白虎	父	未	▅ ▅	

兄爻為弟弟。

官爻為病情。

孫爻為醫生、藥物。

一名客人因弟弟感染了新冠肺炎而入了醫院，前來求卦問平安。由於是哥哥問弟弟的病情，故這支卦是以代占形式而占的。

卦中用神是申金兄弟爻，而忌神病情是四爻午火官鬼爻，應爻為是否有生命危險的結局。卦中午火朱雀官爻才是此卦的病情，亦是指新冠病真正的忌神，現在午官安靜並無發動剋申金兄弟爻，而且這支卦是六合卦，而二爻巳官合入申金兄爻用神是指另一個病，與今次的新冠病情無關。巳火官鬼爻於卦外，是舊病，且是長期病患。本卦重點是新冠肺炎，即四爻的午火官對申兄有無傷害性？午官四爻合初爻的未土白虎，將午火官的力度減弱，無法傷害用神申兄，而應爻坐戌土父爻臨螣蛇空亡，螣蛇空亡定無生命危險，再加上三爻卯木財剋入制伏螣蛇父爻，更加證明弟弟今次雖然染上新冠肺炎，但一定可以平安渡過。

所以我對占者說不用擔心令弟，他一定可以平安，並無生命危險但需要轉醫院。原因是父爻可代表醫院，四爻午火官鬼合出初爻的未土父爻，而初爻未土父爻臨日辰，故為外邊的醫院。判斷需轉院是因午火官爻為肺炎，合出於另一父母爻（醫院），應爻的戌土父母爻是弟弟現時所住的醫院，臨空亡，卦中父母爻兩現亦是另一個轉院啟示。後來哥哥十分高興通知我弟弟真的轉了另一間醫院作較徹底的療養，最後平安康復返回家中了。

備註：凡代占者必須要先取用神再找出忌神配合應爻，再分用神和忌神的五行角力。此卦妙在間爻忌神午官並無發動，應爻臨戌土父母螣蛇空亡，表示無生命危險，而此卦子水孫爻伏在未土白虎父爻之下，而午官合入未土父爻伏下子水子孫代表這間醫院有能力可以治好弟弟的病，而不應誤解為子孫爻受剋而判其無藥可救。此為文王卦的精闢之處，習卦者必須一點一滴地累積經驗，實非一蹴可就也。

卦例二十八　辛丑年甲午月癸丑日（寅卯）

女占：小天竺鼠需做手術，有生命危險嗎？

變卦	伏神	六獸	六親	裝卦	本卦	世應
		白虎	官	（寅）	▅▅▅▅	應
		螣蛇	財	子	▅▅　▅▅	
		勾陳	兄	戌	▅▅　▅▅	
	申孫	朱雀	兄	丑	▅▅　▅▅	世
		青龍	官	（卯）	▅▅▅▅	
		玄武	父	巳	▅▅▅▅	

孫爻為天竺鼠。

忌神父爻為病情。

財爻為醫生、手術。

香港人由於工作壓力大，加上疫情影響，減少外出及朋友聚會，所以多了人飼養小動物。占者亦飼養了多隻小天竺鼠，而且愛護有加，現其中一隻小天竺鼠因病需要做手術治療，感到非常擔心。獸醫亦向她解釋由於天竺鼠年紀太幼小，接受手術的風險亦會較高，所以占者特意為她的寵物占了一卦，卜問什麼時候做手術較為有利。

卦中三爻伏神申金子孫爻代表寵物天竺鼠，初爻巳火父母爻剋制申金子孫爻，故此父母爻代表病況。而子水財爻則代表醫生、手術或藥物。午月當令，巳火旺相，所幸用神申金孫爻伏於世爻丑土兄弟爻之下，不單不為月令所剋，反之，更因午火生旺丑土兄弟爻而令申金孫爻化險為夷，可知占者對小寵物確是盡心盡力。卦中初爻巳火父母爻是本卦的忌神，幸好是靜爻故不會傷害用神申金子孫爻。應爻寅官空亡臨白虎，看似手術做不成，但由於應爻除了代表用神天竺鼠之外，亦代表是次所問的結果，故是會動手術的，但子水破於午月，故午月不宜做該手術，必須待至用神及子水財爻得力旺相時方可。我向占者解說要待丙申月才可做手術，最好的日子是用寅或卯日。因為寅卯分別在二爻及五爻都是靜爻，不會加強忌神巳火父的力量。最終她告訴我於丙申月癸卯日為小天竺鼠做了手術，後來病情逐漸康復，現在已經很活潑了。

備註：此卦要學習的地方是占卦的日辰是癸丑日，而世爻亦是丑土兄值日，很多人或會誤判用神申金孫會同時入墓於日辰及世爻的丑兄，以為入墓二次必死於主人懷抱。實則日辰臨三爻安靜，丑土令申金入墓的能力已失，再兼看忌神巳火父母爻亦無發動，根本不會令用神申金孫受傷或死亡。故我建議占者安排在丙申月內為小寵物做手術，取其用神申孫臨月令旺相，且子水財（醫生）於申月亦有助力。不用午月或未月是因為午月子水財爻月破，未月則沖動三爻的飛神丑土兄及令應爻的寅木官爻入墓，應爻亦代表天竺鼠，入墓便代表有死亡之險，故未月亦絕不宜做手術，申月用神申金孫爻旺相做手術最適宜了。

卦例二十九　辛丑年甲午月己丑日（午未）

女兒占：父親能否渡過危險期？

變卦	伏神	六獸	六親	裝卦	本卦	世應
		勾陳	孫	戌	▅▅▅	
		朱雀	財	申	▅▅▅	
（未）孫		青龍	兄	（午）	○	世
	亥官	玄武	兄	（午）	▅ ▅	
		白虎	孫	辰	▅▅▅	
		螣蛇	父	寅	▅ ▅	應

父爻為父親。
財爻為病情。
兄爻為藥物。
父親因肺炎入了醫院，醫生告訴子女父親仍未渡過危險期，子女都憂心如焚，面容憔悴。女兒非常孝順，來求一卦看父親病情能否好轉，早日出院。
螣蛇在問病或問壽夭時都與死亡有關，帶凶。此卦用神寅父臨螣蛇，不吉之象。午火兄弟爻為醫生或藥物，於此旬空亡，雖可望午月填實，但又被伏神亥水官爻所剋而無法發揮作用。五爻申金朱雀財為忌神，代表父親的肺炎全無剋制，即是無法醫治。應爻為結局，臨螣蛇表示有生命危險，應期必定在甲午月內，尤其當午未空亡填實之時，蓋午兄直接受亥水官爻所剋，藥石無靈，忌神申金財爻全無剋制亦是畢命之時。
故我向占者說我推算甲午月甲午日最凶險，建議當日陪伴在父親身邊。後來占者告知她父親於甲午月甲午日病情急轉直下於巳時離世仙去。
備註：這支卦的重點是午火兄弟爻代表醫生醫藥，而在午月內空亡已是一個清晰訊號。加上用神父母爻臨螣蛇，午火兄弟爻為月令落卦靜且空又為亥水所攻剋，故此甲午月內忌神申金財爻全無剋制。四爻午兄為老陽代表以前之事，病情曾經一度受控。但真正反映現時治療狀況的是三爻午火兄弟爻，大家必定要懂得細分，不能將兩個午火兄弟爻混為一談。

卦例三十　壬寅年戊申月乙卯日（子丑）

代占：客人是否患上乳癌？病情嚴重嗎？

變卦	伏神	六獸	六親	裝卦	本卦	世應
		玄武	兄	（子）	▅ ▅	世
亥兄		白虎	官	戌	○	
		螣蛇	父	申	▅ ▅	
		勾陳	財	午	▅ ▅	應
		朱雀	官	辰	▅▅▅	
巳財		青龍	孫	寅	×	

官爻為客人。
孫爻為乳癌。
父爻為醫藥。

占者是一名保險從業員，客人患了重病但西醫檢測報告遲遲未出，遂占一卦問客人病況。由於是代占，所以卦中客人之用神乃是五爻戌土官鬼爻，戌土官鬼坐白虎，顯示健康出現問題，忌神寅木孫爻於初爻發動攻剋用神戌土官鬼，更化巳火財爻剋合四爻申金父母爻，申金父母爻是此卦之重心。客戶能否脫離病魔的糾纏全靠這申金父母爻。現申金父爻雖臨月令，卻被初爻忌神寅孫化出的巳火財所剋合，至令卦中忌神寅木孫爻無制，而戌土官鬼又化出亥兄生合忌神寅木孫爻，令病情加重。此卦是一支六沖卦，申金父爻安靜無力抵抗動爻之沖擊，初爻寅木孫爻發動令申金父爻的力量減退。所以我斷其病情十分嚴重。我再問占者醫生是否初步懷疑病者的乳癌在左邊而右邊暫時沒有任何病徵，占者回答的確是這樣。我有此問是因為卦中用神戌官化出亥水兄弟爻合入初爻的忌神寅木孫爻，上三爻代表人身體的左邊，下三爻代表右邊，故斷乳癌在左邊，暫時右邊並無病徵。大家必須留意日辰乙卯是另一子孫，此子孫會剋合五爻戌土白虎官爻，相信這乳癌不久便會擴散至右邊的乳房了。這位客人的病情一定會嚴重，兼且已經擴散了。故此日辰亦是另一邊乳房亦已經有癌細胞了。所以大家在學習文王卦之時必需要小心選取用神和忌神，此卦亦是一個非常好的實例，利用六親的關係而得出準確的判斷。

卦例三十一　壬寅年庚戌月丙午日（寅卯）

自占：某醫生能否治癒我的腦神經瘤？

變卦			未兄			（寅）官
伏神		子財				
六獸	青龍	玄武	白虎	螣蛇	勾陳	朱雀
六親	兄	孫	父	兄	官	父
裝卦	戌	申	午	丑	（卯）	巳
本卦	━━━	━━━	○	━ ━	━━━	○
世應		世			應	

官爻為病情。

孫爻為醫生。

每個人面臨重病纏身都會感到非常無奈，死亡有時並不可怕，最可怕的是放不下的責任和未完成的事情。

除此之外，又要面對龐大的醫藥費用，增加家人負擔，亦擔憂病情能否康復……故每遇占問病情或某某醫生能否治好某病時都會格外小心，始終人命關天，錢財只是身外之物，延誤病情才真是罪大惡極。

本卦五爻申金孫爻臨玄武代表該名腦科醫生，申金孫爻又與世爻併在一起，占者已將自己的健康完全寄托在這名醫生身上了。

應爻臨卯木官爻空亡，申金孫爻又無發動，申金孫爻對這病情全無剋制作用。

再者四爻的午火父爻白虎發動攻剋用神申金孫爻，又令申金孫爻受傷。初爻巳火父爻發動合世爻的申金，由於驛馬受剋合，故此活動能力已經開始有衰退跡象，幸好巳火父爻化空，不算太嚴重。

故此我斷然地向占者建議，這名醫生不能治愈你的腦神經瘤，還是另覓良醫吧。占者聽罷十分失望，但若然繼續依賴這名醫生，恐會延誤病情，則更加不利。

此卦世爻與申金子孫爻共處一爻，卦中亦無其他子孫爻，而世爻又為占者自己，占者的確已將這名醫生看作是唯一希望，可惜事與願違。

備註：凡占病卦皆不該以應爻官鬼爻空亡作為吉論，由於疾病已然存在，官爻空亡反而應理解為病情難於處理。再加上這卦的申孫（醫生）並無發動，如何能說這名醫生可為世爻除去疾病呢？

絕不能以官爻空亡就妄斷其人無病，人命關天不能稍誤呀。

第九章　事業篇卦例

卦例三十二　壬寅年乙巳月丁亥日（午未）

占：求職於甲醫院，能否獲聘？

變卦	伏神	六獸	六親	裝卦	本卦	世應
		青龍	孫	酉	▬ ▬	世
		玄武	財	亥	▬ ▬	
		白虎	兄	丑	▬ ▬	
		螣蛇	官	卯	▬ ▬	應
卯官		勾陳	父	巳	×	
巳父		朱雀	兄	（未）	×	

官爻為職位。
財爻為薪金。
父爻為公司。
兄爻為對手。

香港經歷新冠疫情打擊，至令百業不振，經濟蕭條，求職困難，一名客人前來占問求職之事。卦逢六沖，世應交戰，巳月占問，世爻並不當令，應爻臨卯木官看似酉金孫剋入，惜世爻無力，故只得任由官鬼爻沖擊。亥水財爻為薪金，值日，工資甚高。間爻丑土兄弟爻為世爻之對手，丑土兄弟爻坐白虎，白虎代表醫學，其對手擁有相關行業經驗。初爻未土兄弟爻亦是對手，可惜空亡，沒能力將間爻內的丑土兄弟爻沖散。二爻卯木官鬼爻回生巳火父母爻再沖走亥水財爻，故斷高薪好夢成空，求職之事不會成功。後來向占者跟進此事，直至申月尾，醫院人事部亦全無音訊。

備註：自占求職者，世爻必需要旺相，亦要與卦中的兄弟爻相比，蓋卦中兄弟爻為占者之對手，財爻則為薪金，若兄弟爻發動或財爻空亡皆不能成事。此外，若世爻持子孫爻旺相沖剋官鬼爻，必定能求職成功，可惜世爻不得力，故此反會受官鬼爻來沖。應爻的官鬼爻亦可解作面試時的上司或人事部主管對世爻並不滿意，對世爻的工作能力不信任，或未能符合要求。間爻之丑土兄弟爻得月令生旺，強而有力。習卦者應多留意卦中用神忌神之五行旺弱角力。

卦例三十三　壬寅年乙巳月丁亥日（午未）

占：求職於乙醫院，能否獲聘？

變卦	伏神	六獸	六親	裝卦	本卦	世應
		青龍	財	寅	▬▬▬	
申兄	申兄	玄武	孫	子	×	世
（午）官		白虎	父	戌	×	
		螣蛇	財	卯	▬ ▬	
辰父		勾陳	官	巳	×	應
		朱雀	父	（未）	▬ ▬	

官爻為職位。
世爻為自己。
兄爻為對手。
父爻為醫院。

占此卦時，占者已與某醫院的人事部會過面，心中抱着可以成功入職的希望。惜此卦世爻雖臨子孫爻，看似極旺相且發動制官鬼爻，面試似乎必然成功，但用神巳火官鬼爻亦發動，化出辰土父母爻，既剋世爻又沖白虎戌土父母爻，不妙之象也。父爻為世爻見工的醫院，亦可代表聘書，戌土父持白虎化出空亡午火官鬼的代表院方高層對世爻的資歷不滿意。日辰亥孫與世爻相比，亥水孫爻必然遠勝世爻。世爻伏下申兄代表競爭對手，再化申兄，這個並不代表競爭對手會來生扶世爻，故斷其求職失敗。最終占者直至申月尾仍全無回覆。

備註：此卦用神巳火官爻為世爻欲考取之職位，可惜辰土父母爻剋世爻及沖動戌土父母爻，應爻代表事情的結果，應爻辰土父母爻攻剋世爻代表院方不會接受。而忌神申金兄弟亦不作生扶世爻的解釋，競爭對手何來會扶助世爻呢？反之，申金兄弟卻可取代其位置。日辰亥水孫比世爻子水強，應爻巳官火鬼被日辰沖動是為日破，故斷其見工失敗。

卦例三十四　壬寅年壬寅月癸丑日（寅卯）

占：求職某校教席能否成功？

變卦	伏神	六獸	六親	裝卦	本卦	世應
		白虎	官	巳	▅▅▅	應
		螣蛇	父	未	▅ ▅	
		勾陳	兄	酉	▅▅▅	
		朱雀	父	辰	▅▅▅	世
		青龍	財	（寅）	▅▅▅	
		玄武	孫	子	▅▅▅	

世爻為自己。

官爻為職位。

父爻為學校。

財爻為薪金。

香港近年出生率不斷下降，導致不少學校都收生不足，令到教師亦面臨失業的情況，占者亦是其中一名被裁教師，見工後來占問能否成功獲聘成為教師。

卦中巳官臨白虎正是占者所求的職位，未父螣蛇為該學校，酉兄為世爻的對手，此卦看似應來生世，官來生我定必成功，若不細心推敲其他爻的互動關係，則易誤判了。此卦寅財臨青龍為世爻的薪金，寅財空亡，已經代表不會有糧出，既是求職怎會無薪金，所以斷其不獲取錄。卦中酉兄為對手，入墓於癸丑日，丑日沖走未父螣蛇，未父既是世爻求職的地方亦是該校的聘書，受丑日所沖，即合約會被酉金兄爻奪走。後來世爻回覆我說見工失敗。

備註：此卦二爻寅木財爻空亡，寅木雖值月又臨青龍但都要當空亡論。皆因空亡最少也要以本旬十日來論，再要論真空亡、假空亡等等。卦中寅木財爻並無生扶，當以真空亡論之，絕不能以為月令旺相而否定寅木財爻是空亡的狀況，否則謬之至矣。

卦例三十五　壬寅年戊申月甲寅日（子丑）

占：將於丙辰日往某公司求職，能否成功獲聘？

變卦						
伏神					寅兄	
六獸	玄武	白虎	螣蛇	勾陳	朱雀	青龍
六親	財	官	孫	官	父	財
裝卦	戌	申	午	酉	亥	（丑）
本卦	▅▅ ▅▅	▅▅ ▅▅	▅▅▅▅▅	▅▅▅▅▅	▅▅▅▅▅	▅▅ ▅▅
世應	應			世		

官爻為職位。
父爻為公司。
兄爻為對手。
應爻為結局。

此卦是其中一名學生在課室上發問的。

此卦應來生世，而且世爻持官應爻臨戊土財爻，好像見工一定可以成功，其實見工除了官鬼爻代表應徵的職位，兄弟爻為競爭對手亦即其他的應徵者，亦絕對不容忽視。此卦亥水父爻代表該公司，亥水父爻為飛神，生伏神寅兄，飛來生伏寅兄在卦內十分有力，加上伏神可以出伏去沖剋申官，代表其競爭對手已經被公司選中。寅兄出伏亦可以剋應爻的戊土財爻，無論職位及薪金亦同時被寅兄取走，世爻想獲取的職位是申金官爻而非酉金官爻，雖然看此應來生世，但並不是真正的用神。後來該某學生告訴我：公司並無取錄自己。

備註：此卦申金官爻值月，而卦中二爻寅兄亦值日，故此對手亦十分強勁。由於兄爻旺相日辰，顯示這職位的求職者眾多。父爻伏下寅兄是這支卦的重點，因為父爻代表占者見工的公司，而父爻來生伏神寅兄，代表公司已有人選。此卦世爻持酉金官爻是另一份工作，丑土財爻臨青龍空亡，不是全職收入而是一份臨時兼職。薪金空亡亦是不吉之象，官爻及財爻在求職卦中是一定要並參的。習卦者不要執著於應生世這概念，必須要全盤分析，兼看用神忌神的力量方可作準。

聽玄說卦——文王卦詳解

卦例三十六　甲午年戊辰月癸丑日（寅卯）

占：能否考入政府紀律部門任職？

世應	本卦	裝卦	六親	六獸	伏神	變卦
應	×	未	父	白虎		戌父
	—	酉	兄	螣蛇		
	—	亥	孫	勾陳		
世	—	申	兄	朱雀		
	- -	午	官	青龍	（卯）財	
	- -	辰	父	玄武		

官爻為職位。

兄爻為對手。

孫爻為忌神。

這支卦看似非常簡單，政府招聘紀律部隊人員，應爻發動生世爻，對占者非常有利，五爻酉金兄爻是其對手，世爻臨申金兄爻與酉金兄爻在辰月癸丑日都有生助。二爻午火官爻是卦中的用神亦是占者欲爭取的職位，而卦中四爻亥水子孫爻剋官為忌神，此忌神孫爻並無發動，世爻又得應爻化進來生，看似形勢非常有利。若果斷其能夠成功考取這個職位便誤判矣！

二爻卯木青龍財爻空亡，財爻空亡無力生旺午火青龍官，由於財爻代表薪金，薪金空亡即代表求職失敗（可參考此前數卦例）。應爻看似化進，但可惜占卦日是癸丑日，日辰沖脫應爻未土白虎父爻，父爻代表聘書亦代表占事的結局，應爻受日沖，代表先成而後敗。占者後來告知，當時筆試、面試均全部合格，但至體能考核就失敗了，所以最終不獲取錄。

備註：凡占求職的課題，官爻固然代表所問職位，但財爻亦非常重要，因為財爻代表薪金，財爻空亡多代表求職失敗。此卦父爻是聘書或員工合約，空亡或受沖剋亦意味見工不成，所以大家不能單看官爻，或以為孫爻無發動，官爻無受傷就判定可成功獲聘。實需同時參看官爻、財爻、父爻之間的關係方能作準。

卦例三十七　壬寅年乙巳月戊寅日（申酉）

父親占：問兒子於壬寅年內能否升職？

變卦	寅財		戌父			寅財
伏神			亥孫			
六獸	朱雀	青龍	玄武	白虎	螣蛇	勾陳
六親	父	兄	官	父	財	官
裝卦	戌	（申）	午	丑	卯	巳
本卦	×	▬ ▬	○	▬ ▬	▬▬▬	○
世應	應			世		

孫爻為兒子。

官爻為職位。

這卦是一名望子成龍的父親所占問，他見兒子工作勤奮又非常熱誠，曾聽聞兒子提及公司有空缺，便想知道兒子可否獲得提拔。

卦中四爻伏神亥孫為占者兒子，四爻午火官鬼爻為兒子想去爭取的職位，卦中四爻與六爻齊動，構成一個真正的寅午戌官局，亦即新職位。本卦是父親占兒子，故不取世爻與應爻作對比，而是要以孫爻作用神（兒子）來與應爻並看。如應爻臨忌神父母爻剋孫，則這次升職是無望的了。可此卦應爻及四爻會成了一個官局，將戌土父爻變成火局，又不剋伏神亥水孫爻。伏神亥水孫爻直剋飛神的午火官爻，而飛神午官就是今次要爭奪的職位，故此孫爻是必定可以獲得此職位的。後來占者來電告知其子於午月接獲通知成功升職了。

備註：此卦用神是孫爻（占者的兒子），卦中只有一個孫爻，並無孫爻兩現之情況，已啟示了並無對手。占卦是乙巳月而巳官臨初爻化出寅財，老陽寅巳刑顯示其兒子曾失敗一次。又，真正的會局必定要四爻與六爻齊動才能成局，絕不能用日辰或月令併合而成為一個會局，習卦者必須留意此點。

卦例三十八　壬寅年辛亥月丁卯日（戌亥）

代占：後輩前去韓國做直銷生意能否獲利？

變卦	伏神	六獸	六親	裝卦	本卦	世應
		青龍	父	巳	▅▅▅	
	子財	玄武	兄	未	▅ ▅	
		白虎	孫	酉	▅▅▅	世
		螣蛇	兄	丑	▅ ▅	
		勾陳	官	卯	▅▅▅	
寅官		朱雀	父	巳	○	應

用神為孫爻。

財爻為利錢。

官爻為客人。

一名女學生在課堂上提出此卦，卦中占者關心外甥女遠赴韓國做直銷生意能否獲利，能否賺得心目中的利潤。此卦是代占，故以卦中四爻酉金子孫爻為用神即占者的外甥女。世持用神足見世爻對外甥女是何等關切，用神既是子孫爻，忌神必然是父母爻了。卦中初爻見忌神巳火父母爻，而六爻亦見巳火父母爻，應爻的巳火父母爻發動反被變爻寅官刑壞，無力剋用神的酉金孫爻，故此用神酉金孫爻並無受傷。生意能否成功必與顧客（官爻）有直接關係，二爻卯官臨日辰，時值亥月，卯木官爻非常旺相，客源不俗。卦中子水財被飛神未兄所剋，很容易被誤判為財爻受剋必然蝕本收場了。查這卦是代占外甥女，故此用神為四爻的酉金子孫爻，孫爻臨白虎為人冷靜、勤力、剛毅，卦中的忌神無論是應爻的巳火父爻或是六爻的巳火父爻皆不能攻剋酉金子孫爻。應爻為問事的結局，忌神巳火父爻被變爻寅木官爻刑壞，無力剋制用神酉金子孫爻，皆因六爻的巳火父爻安靜並無發動，不能剋四爻的酉金孫爻用神而初爻的巳父爻被變爻的寅官刑壞，亦是老陽過去的事情。故此亦不能傷害用神酉孫，而事實其外甥女亦曾試過去做直銷，業績亦是不錯的。故可斷定利錢數目必能如願。設若應爻動而剋制酉金子孫，則代表結局不如人意，即使財爻旺相又與酉金孫爻何干？故絕不能單看財爻旺弱斷事。最後該名學生詳述，外甥女今次往韓國做直銷生意已獲心目中理想利潤，客人眾多致令貨物供不應求，日後如再往韓國需有更充足的準備。

備註：由於巳火父母爻是卦中的忌神，若應爻臨父發動剋制酉金孫，又或酉金孫爻空亡則代表今次的生意未如理想，習占須先弄清用神，不能單以財爻為利潤，一見五爻子財被剋就馬上誤判其獲利不成。生意成功與否實與卦中官鬼爻有關，本卦官鬼爻旺相值日，更有亥月生扶，所以才會出現客戶反應比預期好且貨品有供不應求的情況。

第十章　問事篇卦例

卦例三十九　壬寅年丁未月辛卯日（午未）

自占：於壬辰日將車泊於某大廈旁之路邊，當天巳時會否被檢控違例泊車嗎？

變卦		申孫				寅官
伏神		子財				
六獸	螣蛇	勾陳	朱雀	青龍	玄武	白虎
六親	父	兄	孫	兄	官	父
裝卦	巳	（未）	酉	丑	卯	巳
本卦	▅▅▅	×	▅▅▅	▅ ▅	▅▅▅	○
世應			世			應

父爻為告票。

二爻為宅爻（指該大廈）。

官爻為執法人員。

卦中應爻巳火父化寅木。卯官代表執法人員。二爻是宅爻（指該大廈）。宅爻臨官代表該處出現執法人員。正規警察一般為青龍官，卯官臨玄武代表不是正規警察執法，是交通督導員執法。學生當時寫出黑板時，見巳火父坐應爻，我已斷定車輛已遭執法人員發出違例泊車告票了。

寅、申、巳、亥為四驛馬，父爻為告票，白虎代表道路往來，寅巳刑為違例違法，應爻老陽巳火父持白虎化寅木，已遭檢控了。未兄雖動但空亡不能令卯官入墓，對事情沒幫助。

聽玄說卦——文王卦詳解

卦例四十　壬寅年丙午月丙申日（辰巳）

占：女兒能否考入某小學？

變卦	伏神	六獸	六親	裝卦	本卦	世應
		青龍	官	卯	━━━	
	子財	玄武	父	（巳）	━━━	
		白虎	兄	未	━ ━	世
	申孫	螣蛇	兄	丑	━ ━	
寅官		勾陳	官	卯	○	
		朱雀	父	（巳）	━━━	應

父爻為學校。

官爻為老師。

孫爻為女兒。

香港新生人口雖然持續下降，但作為父母都希望子女能夠入讀一間心儀的學校，占者亦不例外，故此前來求卦詢問女兒能否入讀某校。

此卦以申金子孫爻代表女兒，丑土雖是申金的墓庫，但申金孫爻值日旺相，月令臨午火，午火生旺丑土兄弟爻，飛神丑土兄弟爻有力，轉而生旺伏神申金子孫爻，申金子孫非但不入墓，反而是旺相。二爻卯官化寅官為化退之象，老陽為過去，這學校的老師有部份已經離職，影響師資質素下降。巳父臨應爻空亡並非表示不能考入該校，而是代表巳火父爻不會攻剋申金子孫，亦表示校方不會拒絕其女兒的申請。月令午火父爻亦無攻剋申金子孫爻，故獲取錄。其後客人通知我女兒順利入讀該校。

備註：凡占能否入讀某校，當以父爻為用，以這卦為例，五爻巳父亦是其詢問的學校，巳火父伏下子水財爻，若然巳火父爻並無空亡則被子水財爻剋破，必不能成功入讀。另有不少習卦者認為丑土是申金孫爻的墓庫，誤以為申金孫爻會入墓，就單以這點來判斷就大錯特錯了。殊不知申金孫爻值日旺相再有午月生旺丑土，火土連生，申金孫爻為得益者，再值日辰扶助，威力大增，亦證明了占者女兒學業成績優良。用神是否入墓一事宜小心推研。

卦例四十一　壬寅年丁未月己卯日（申酉）

自占：回魂夜於亡友家中能否看見或感應到亡友的存在？

世應	本卦	裝卦	六親	六獸	伏神	變卦
	▅▅▅	卯	財	勾陳		
	○	巳	官	朱雀	（申）兄	未父
世	×	未	父	青龍		（酉）兄
	▅ ▅	卯	財	玄武		
	▅ ▅	巳	官	白虎		
應	▅ ▅	未	父	螣蛇	子孫	

父爻為亡友家。

兄爻為亡友。

占者與亡友認識多年，故人已逝，占者打算到亡友家中與其家人一起等待亡友回魂，亦想感受亡友是否已回到家中。

卦中五爻伏神申金兄弟爻是代表亡友的用神，亦是亡友現在身處的地方。二爻是宅爻臨白虎官鬼，因為宅爻臨官鬼剋制申金兄弟，申金兄弟爻是不會返回該宅的了。若想知道亡者現身在何處亦可從卦中得知，初爻及二爻代表陰間，三爻及四爻代表陽間轉世投胎，而五爻及六爻為天道亦是最好的去處。卦中申兄坐五爻，亦即是現在已經身在天道，巳官亦會剋合申金兄，因為申金兄空亡化出未土父亦等於將應爻的未土併上五爻，因為應爻亦是代表亡友，應爻未土父母爻坐螣蛇剋死伏神子水孫爻，是代表其友人生前是失救而死，老陽巳官朱雀剋合申兄，巳火為心臟病。

我問占者亡友是否死於心臟病，且是因失救而死，生前是否為人樂觀且心地善良，占者回答我時說其亡友的確是死於心臟病，發現時已昏迷，送院後證實因失救致死，為人亦十分善良，天生樂觀，不怕面對死亡，此外申兄已在卦外亦表明申兄不會再返回家中。後來由於好奇心驅使，我問占者回魂夜有否感應或見到亡友，占者說當晚一切都好平靜，什麼奇異現象都沒有發生。

備註：卦中初爻及二爻為陰間地府，亦是中國人最忌諱的地方，三爻及四爻代表人道亦是可以轉世為人的意思，五爻及六爻是天道，要積福行善才可以去的地方，卦中官鬼爻代表其人所作的惡業，亡者年命臨亥水孫爻，年命代表一個人的思想，亥水孫爻沖走卦中的巳火官鬼爻，代表其人一生不做惡事，年命臨孫爻為樂觀行善，而占時己卯日，日辰落卦在三爻及六爻，故此己卯日不會生旺卦中巳火官鬼爻。人在世時應要行善積德，為社會多做善事，所謂眾善奉行，諸惡莫作，亦是做人應有的態度。

卦例四十二　壬寅年乙巳月丁卯日（戌亥）

學生自占：今天下午天氣會否好轉，可以去打網球嗎？

變卦					寅官	
伏神				申孫	午父	
六獸	青龍	玄武	白虎	螣蛇	勾陳	朱雀
六親	官	財	兄	財	兄	官
裝卦	寅	子	（戌）	（亥）	丑	卯
本卦	⚊	⚋	⚋	⚊	×	⚊
世應			應			世

兄爻為同行的朋友。
父爻為天氣不佳。
孫爻為晴天。
官爻為雷雨。

學生於上課時寫了這支卦，而且已經過了所問那天，故已有答案。世爻持卯木官鬼心中自然非常擔心當天不能與一眾好友打網球了。凡占天氣父爻代表天氣不佳，孫爻則代表晴朗，此卦世爻計劃參加室外活動，擔心近來幾乎天天都大雨連連，學生在上午占卦時仍然天氣不好下著大雨。此卦申金子孫伏在亥水財爻之下，亥水財爻空亡並無發動去生旺卯木及寅木官鬼，否則天氣一定非常之差。二爻丑兄動而剋空亡的亥水財爻，伏神申孫可以出伏，申孫出伏剋制卯官，而卯官值日落卦，故此到下午申時天氣必然好轉。此卦是六合卦，卯木官鬼剋入應爻，應爻為結果，亦即有否機會去打網球，可幸應爻空亡不受生剋，故世爻可與朋友一起到室外球場打網球，而且過程中天氣晴朗，申時放晴。

備註：此卦申孫是卦中重點，若然孫爻受剋父爻旺相，則不成了。二爻有伏神午火父生旺勾陳丑土兄弟爻，丑兄雖化寅官回剋，但亦千萬不可解作同行者受剋不能應約。事實當天並無朋友失約缺席。假若丑兄化寅官而無伏下午火，則朋友便會失約了。又若然伏下午火空亡朋友亦會失約。故宜小心觀察被回剋之爻有沒有救應，不能一概以回剋為本爻受傷而論之。

卦例四十三　壬寅年戊申月戊戌日（辰巳）

父親代占：女兒能否成功考獲會計師牌照？

變卦	伏神	六獸	六親	裝卦	本卦	世應
酉孫		朱雀	官	寅	○	世
		青龍	財	子	▅ ▅	
		玄武	兄	戌	▅ ▅	
		白虎	孫	申	▅▅▅	應
寅官		螣蛇	父	午	×	
子財		勾陳	兄	（辰）	×	

用神為父爻。

忌神為財爻。

應爻為結局。

孫爻為占者女兒。

占者全家都從事會計行業，女兒早前亦曾考過一次，可惜不成功，故來占問女兒能否考獲會計師牌照。

此卦為六沖卦，六沖卦的特質為每隔兩爻就互沖，故此是點對點的五行角力。應爻申金孫代表占者的女兒，父爻則代表能否考獲會計師牌照的用神。午父螣蛇化寅官回生，是世爻坐寅官互併去二爻生午火父，亦是世爻心態，即占者冀望女兒能夠考試成功。二爻午火父爻旺相且為老陰發動，必定能沖走二爻靜爻忌神子水財爻。忌神子水財爻被沖走，用神午火父便不會受傷，而寅官朱雀化酉金孫爻回剋，亦無力沖動申孫，用神申金子孫爻亦無受傷。辰兄雖化出子水財爻忌神，但由於辰兄空亡，其所化出的變爻亦不會有力，不會令午火父爻受傷，故此整支卦無論孫爻、父爻都無受傷，可直斷其女兒今次考試必能馬到功成。後來其女兒通知父親成功考取會計師牌照，其父親亦放下心頭大石了。

備註：很多習卦者誤信坊間所說「占事遇六沖，萬樣皆不成」。這便忽略了解卦最重要的用神和忌神之間的角力了。卦中的用神是午火父爻為會計師牌照，子水財爻是剋制用神午火父爻的忌神。此卦忌神子水財爻是靜爻，而用神午火父爻有寅官回生旺相且是動爻，靜爻與動爻角力，動爻必然勝出，再者日辰戊戌落卦亦不能令午火父爻入墓。申金孫爻是占者的女兒，值月旺相，六爻寅木官被變爻酉金子孫回剋至令其不能沖剋申金子孫，故申金子孫不會受傷。習卦者應以用神忌神為解卦重點，必須格外留心。

卦例四十四　辛丑年戊戌月壬子日（寅卯）

自占：亡父骨灰能否由外地運回香港安葬？

變卦	伏神	六獸	六親	裝卦	本卦	世應
		白虎	兄	未	⚋	
		螣蛇	孫	酉	⚊	世
		勾陳	財	亥	⚊	
辰兄		朱雀	兄	辰	○	
（寅）官	巳父	青龍	官	（寅）	○	應
		玄武	財	子	⚊	

巳父為亡父。

落葉歸根，傳統思想都希望往生之後能夠返回出生地安葬，子女亦應以孝道為重，達成先人遺願，令亡者心安。占者抱着一片孝心，希望能把亡父骨灰運返香港安葬，故專程來訪求問此卦。

二爻伏神巳火父爻是用神亦是占者亡父。應爻伏吟，表示將亡父由外地運港之事難有進展。應爻同時亦可代表香港，逢空亡表示事情不會成功。再加上子水值日臨初爻及四爻亥水俱無發動，應爻寅官真空亡亦無法填實。二爻寅巳刑苦無亥水生合亦難成事。巳火父母爻是用神又是伏神，用神不上卦亦是不吉之象。綜合種種，我直斷其亡父骨灰不能運回香港，只得安慰占者令其心安不要太介懷。直至接近辛丑年終得知其亡父骨灰最終也不能運回香港安葬而在外地下葬了。

備註：此卦應爻寅官青龍驛馬空亡，再加上巳父青龍是伏神，已經啟示了不能回來香港下葬。再多變化亦是伏吟，徒勞無功，事情不會有進展。設若此卦巳火父爻不是伏神而是臨應爻，再加上寅、申、巳、亥為驛馬，則必然能夠返回香港下葬，但此卦用神為伏神臨驛馬受刑是不能遷回香港的了。　再者應爻臨空亡亦是問事結局，寅官空亡，不吉之象，亡者心願不能達到。

卦例四十五　庚子年己丑月庚申日（子丑）

學生占：問客人在辛丑年內會否感染新冠肺炎？

變卦	伏神	六獸	六親	裝卦	本卦	世應
		螣蛇	財	未	▅ ▅	
亥父		勾陳	官	酉	○	
（丑）財	午孫	朱雀	父	亥	○	世
		青龍	官	酉	▅▅▅	
午孫	寅兄	玄武	父	亥	○	
		白虎	財	（丑）	▅ ▅	應

官鬼爻為客人。

子孫爻為新冠肺炎。

此卦是一名學生占辛丑年內他的客人會否染上新冠肺炎。學生從事保險行業多年，由於疫情非常嚴重，他很關心客人的健康，故有此一問。

此卦用神是酉金官鬼爻，所以新冠肺炎便是午火子孫爻了。卦中二爻玄武亥水父代表香港，五爻的酉金官鬼爻化出亥水父母代表客人不在香港。四爻亥水父母看似飛來剋伏使午火子孫不能出伏剋制酉金官鬼爻，但事實上亥水父母化出的丑土財爻空亡等同將亥水父母化空，反令午火子孫忌神出伏，攻剋三爻及五爻的用神酉金官鬼。而五爻酉金官鬼爻在卦外，所以客人一定不會在香港染疫。

可能有讀者會問二爻亥水父亦化午孫，為何應地不是香港呢？這是因為二爻的變爻午火孫只會令亥水父爻化絕而不會去攻剋酉金官鬼的，故二爻亥父化出午孫只代表香港的疫況。卦中酉金官鬼是陰爻，坐巽宮，代表長女，染疫的客人必定是一名女性，且不會太年長，年紀不會超過五十歲。又應爻丑土財白虎空亡，客人雖染疫但不會有生命危險。後來學生告知，辛丑年酉月真的有一名年約四十多歲的女性客人染上新冠肺炎，而染病的地方是英國。學生感覺文王卦真的能非常精準地描述整件事情的發展和結局，包括應期及過程，心中十分敬佩文王卦的準確性。

備註：由於文王卦有六親之分，故此不能執着於逢疾病都以官鬼爻為病，實則應以占問的對象來定用神，這樣才能準確地找出忌神，此卦就是一個非常好的例子。

卦例四十六　壬寅年壬寅月丁未日（寅卯）

代占：父親在癸卯月內會否感染新冠肺炎？

變卦	伏神	六獸	六親	裝卦	本卦	世應
		青龍	官	巳	━━━	
		玄武	父	未	━ ━	
戌父		白虎	兄	酉	○	世
		螣蛇	財	（卯）	━ ━	
		勾陳	官	巳	━ ━	
	子孫	朱雀	父	未	━ ━	應

父爻為用神。

財爻為忌神。

這名客人非常孝順，疫情肆虐恐怕父親會受感染，特來求問，好有個心理準備。

此卦為兒子占父親，以初爻未土父為用神，忌神卯木財爻為新冠肺炎。忌神臨三爻空亡無動，吉象也。翌月癸卯當令但落在三爻兼無發動無力攻剋用神。四爻酉金兄弟白虎化戌土父回生，酉金兄爻強而有力，沖剋忌神卯木財爻，卯木財爻空亡坐螣蛇更無奪命之憂。應爻用神未土父絲毫無損且值日辰丁未旺相，絕無染疫之理。我告知客人不用擔心，父親身體健康癸卯月內不會染病，他非常高興連聲多謝，後於辰月來電告知父親並未感染新冠肺炎。

備註：由於占者所問的對象是父親，故用神為父母爻，忌神是財爻。占問的時段是癸卯月，卦中忌神卯木財爻空亡，除了反映父親現時並無感染新冠肺炎之外，亦表示於癸卯月內不會受到感染。

不少習卦者會以月令為大，故卯月會令三爻卯木財爻填實，這其實是不可能的。設若卯木財爻臨空亡並為老陰發動則可斷其卯月受感染，蓋老陰爻動代表將來會發生之事，而卯木財爻得卯月填實是為應期，但此卦卯木空亡再加上是靜爻，何能之有？縱到卯月亦是月令落卦內且無動象何來應期？大家務必要細心研究，不能混作一談。

卦例四十七　壬寅年癸卯月壬午日（申酉）

自占：此刻有否感染新冠病毒？

變卦	伏神	六獸	六親	裝卦	本卦	世應
		白虎	孫	子	▅ ▅	
		螣蛇	父	戌	▅▅▅	
亥孫		勾陳	兄	（申）	×	世
		朱雀	兄	（申）	▅▅▅	
亥孫	卯財	青龍	官	午	×	
		玄武	父	辰	▅ ▅	應

世爻為自己。

官爻為新冠病毒。

孫爻為醫生藥物。

應爻為結局。

占者占此卦是擔心自己染上新冠肺炎而影響家人朋友，所以前來占問看過究竟。世爻為自己，二爻官鬼爻為疾病即新冠肺炎，應爻為問事結果。卦中世爻持申金兄弟爻空亡，日辰壬午落卦發動直剋世爻申金兄弟，且有伏神卯木財來生助，午火勢如破竹威力極猛，如因此斷定官爻有力攻剋世爻而判世爻會受感染則謬矣！

此卦巧妙之處在於世爻空亡，卦內動爻卦外日月皆不生扶世爻申金兄為之真空亡，反為吉象。若然世爻申金兄是假空亡反為不吉，待時而發也。真空亡已是不受生剋，世爻又動化亥水子孫剋官，更呈吉象。午官青龍坐二爻代表香港疫情非常嚴峻，三爻申金兄弟朱雀空亡則表示占者朋友這一刻亦無染疫。六爻子水子孫為藥，置身世應之外說明不用服藥，再加上二爻午火官鬼坐青龍發動沖走子水子孫爻，更顯無需藥物之助。應爻代表占事結果，今應爻辰土父母爻亦無剋世之象，故可直斷占者身體健康不會染上新冠肺炎。占者後來接獲衛生署通知檢測結果為陰性。

備註：此卦的學習重點是空亡，若然世爻並非空亡，二爻午官發動直剋世爻則病情會非常嚴重。空亡有真空亡和假空亡之分（請參看空亡篇），申金兄弟爻若有動爻、變爻或日月來生扶則屬假空，假空雖暫時不為午火官鬼所剋，可填實之日便是應驗之時，只是目前病毒量較低未能驗出而已。此卦世爻申金兄弟爻是真空亡，故無染病亦無應期，縱日辰壬午官鬼或二爻午火官爻發動亦不能動剋世爻分毫。希望讀者多加留意空亡之意義。

卦例四十八　壬寅年壬寅月癸丑日（寅卯）

自占：此刻有否染上新冠肺炎？

世應	本卦	裝卦	六親	六獸	伏神	變卦
	▅ ▅	酉	孫	白虎		
應	▅ ▅	亥	財	螣蛇		
	×	丑	兄	勾陳		午父
	▅ ▅	丑	兄	朱雀		
世	▅▅▅	（卯）	官	青龍		
	▅▅▅	巳	父	玄武		

世爻為自己。

孫爻為藥物。

官爻為肺炎。

應爻為結果。

當時新冠肺炎疫情非常嚴重，很多學生和客人都來占問健康，文王卦真的涵蓋廣闊而且非常精準。

卦中世爻持卯木官鬼臨青龍，反映占者內心對於有否染上新冠肺炎非常擔心。日辰癸丑落於四爻化午火父爻得回生，直剋應爻亥水財，應爻為問事結果，受沖受剋皆代表並無染病，再加上世爻持卯木官鬼雖是忌神但處於空亡，忌神空亡又無財爻發動生旺扶持，世爻卯木官鬼爻需以真空亡論之。故斷占者並沒染疫，後來占者去政府衛生部門做了核酸檢測，一如所料報告呈陰性。

備註：凡自占有否染上新冠肺炎，重點必在官鬼爻。但切不可一概而論，貿然斷之。官鬼爻雖是卦中忌神，可世爻持官鬼亦不一定表示已受感染，反之，世爻縱持子孫亦不一定安全無恙，必須同時兼看應爻，例如世爻持子孫似能剋制官鬼不受感染，但應爻臨父則反而是代表已受感染，故必須小心細看世應間之關係。

卦例四十九　辛丑年庚子月己亥日（辰巳）

自占：朋友收到我的電郵將於何時回覆？

變卦	伏神	六獸	六親	裝卦	本卦	世應
		勾陳	父	子	⚋	
		朱雀	財	戌	⚊	世
	午孫	青龍	官	申	⚋	
		玄武	官	酉	⚊	
	寅兄	白虎	父	亥	⚊	應
		螣蛇	財	丑	⚋	

世爻為自己。

財爻為忌神。

父爻為電郵。

兄爻為朋友。

應爻為結果。

這名學生占問的課題比較特別，事緣學生的一名朋友身在外地，學生多次發電郵問候但始終沒獲回覆，欲知對方何時才會回應。

查所有訊息類包括電郵、信件、短訊都應該以父母爻為用神，二爻伏神寅木兄弟爻臨應為所問之朋友，今寅木兄弟伏於亥水父母爻之下，占卦日為己亥，亥水父母為電郵，旺相生扶寅木兄弟，故我對該名學生說，卦中並無財爻發動攻剋用神亥水父母，亥水父母既無受傷，你的朋友已然收到電郵了。

學生追問何時可收到回覆，卦中應爻為結局，既臨亥父必有回應。再者，訊息是由人所發故亦不能單看父母爻而忽略寅木兄弟爻。日辰己亥在甲午旬內辰巳空亡，而下一旬則空寅卯，寅木兄弟空亡，何來有人發出電郵？況且日辰己亥應爻旺相又無受傷，故推斷占者收到回覆的時間必在本旬之內。我對學生說必定在香港時間庚子月辛丑日酉時收到回覆。後來學生告知朋友果然如卦中所示於辛丑日酉時回覆。

備註：本卦要注意的地方是亥水父母爻為用神值日旺相又無財爻發動攻剋，再加上寅木兄弟並非空亡，可以肯定朋友不是故意避而不覆。應期方面，丑土忌神財爻臨初爻無發動不傷亥水父母爻，四爻申金官鬼被伏神午火孫爻所剋，剩下三爻酉金官鬼無傷，酉時亥父最為旺相，可以斷定學生會在辛丑日酉時收到回覆。必須注意的是此卦之用神在二爻而非六爻的子水父母，切不可捉錯用神。此卦是一個如何利用空亡來斷應期的好例子，希望讀者有所領會。

卦例五十　壬寅年庚戌月乙巳日（寅卯）

女自占：前夫若知道自己有外出工作，會否扣減贍養費？

變卦	伏神	六獸	六親	裝卦	本卦	世應
		玄武	父	戌	▅▅▅	應
未父		白虎	兄	申	○	
		螣蛇	官	午	▅▅▅	
		勾陳	財	（卯）	▅ ▅	世
		朱雀	官	巳	▅ ▅	
	子孫	青龍	父	未	▅ ▅	

財爻為贍養費。

兄爻為忌神。

官爻為前夫。

應爻為問事結果。

這卦占問如果前夫（官爻）知道自己找到工作，會否扣減贍養費或乾脆拒付呢？

卦中世爻持用神卯木財爻，即是該贍養費。四爻午火螣蛇官則是其前夫。這是一支六合卦，故此代表前夫的四爻午火官會生合初爻的未土父，前夫兼有青龍及螣蛇的特質，為人正直遵守承諾。

當時我對占者說，你前夫為人守法正直是會遵守法庭判令準時給贍養費的，況且你和前夫離婚並非因為有第三者，而只是性格不合或其他原因。她答是的，他為人正直，從沒拖欠贍養費，而當時大家分開亦不是因為有第三者。卦中午火官爻生合青龍未土父母爻代表前夫尊重婚約，亦是遵守承諾的人。五爻申金兄弟發動化出未土父母爻回生有力，不受二爻巳官所剋。申金兄弟爻無制，贍養費必定會被扣減一部份，而五爻申金兄化出的未土父，併入初爻的未土父母爻，顯示其前夫會根據大家所立的協議作出相應扣減。大家可能會問財爻空亡不是不會受傷嗎？如若卯木財爻並非落在世爻，這論點才可以成立。但此卦卯木財爻持世，只是代表占者不希望被扣減贍養費而已。

占者再追問，被扣減的數目會很大嗎？卦中卯木財爻空亡，本來的數額已然不大，再觀世應，世爻空亡，無力剋入應爻戌土父母，代表世爻無力控制局面，故此我問占者，閣下前夫每月給你多少錢呢？該女子回答說每月一萬元正。由於卯木財爻空亡加上申金兄弟爻休囚剋財乏力，雖然發動亦不會太過分，又因木是三數我斷言不會超過三千元。占者放心不下再次追問會否全部扣除？我告訴她不用擔心，你前夫為人有情有義，不會置你於不顧的，占者聽罷放下心頭大石，道謝而去。

備註：此卦用神兩現，既有二爻巳火官鬼亦有四爻午火官鬼，所以必須知道真正的用神是間爻的螣蛇午火官而不是二爻的巳火官鬼。假如混淆了巳午二官，便可能誤判巳火官鬼合死申金兄爻而不會扣減贍養費了。當用神兩現時必取世應內之午火官為用神。若誤取二爻的巳火官鬼爻便不能正確推斷其前夫的為人是會遵守協議定期付贍養費的了。此卦妙在四爻午火官合入初爻的未土父母再併上五爻回生申金兄弟，此外一爻獨發亦是全卦的重點，巳火官鬼不能剋合申金兄弟致令占者贍養費不被扣減。此卦初爻未土父臨青龍得四爻的午火官爻來合，故此占者的丈夫是會遵守法律準時支付贍養費的，此卦十分奧妙而精彩，希望大家能仔細領悟。

卦例五十一　丙申年甲午月甲子日（戌亥）

占：英國於丙申年甲午月丙子日（申酉）公投會否脫歐？

變卦	伏神	六獸	六親	裝卦	本卦	世應
		玄武	兄	巳	▬▬▬	
		白虎	孫	未	▬ ▬	
		螣蛇	財	酉	▬▬▬	應
	（亥）官	勾陳	財	申	▬▬▬	
（亥）官		朱雀	兄	午	×	
	卯父	青龍	孫	辰	▬ ▬	世

官爻代表政府。

父爻為脫歐公投。

財爻為忌神。

應爻為問事結局。

文王卦的應用範圍非常廣闊，無論什麼事情都可以占問，若然用神拿捏得準確，國際大事亦能夠有準確的答案。

凡占投票或政府政策均以父母爻為用神，此卦占問英國公投結果會否脫歐，故以初爻伏神卯木父母爻為用神。由於卯木父母伏在青龍辰孫之下，故此非常安全，無論日、月或動爻都不能動其分毫。忌神三爻申金財又洩出於伏下之亥水官鬼兼且並無發動，故對卯父全無威脅。二爻午兄持朱雀代表當地人民有反對意見，午兄自化空亡無力，反對無效。三爻伏神亥官代表政府官員，得飛神申金財爻生旺，證明當時政府非常落力推動脫歐。用神卯父乃是伏神不受沖剋，應爻雖臨酉金財，可是公投當日申酉空亡，不足以令其失敗。

從此卦例大家可能領會到伏神的重要性（可參看伏神篇），否則便容易誤判以為應爻臨財剋父脫歐公投就不會成功了。再者，如前所述，三爻申金財爻才是令公投失敗的真正忌神，所以大家學習時務必用心認清真正忌神。

卦例五十二　辛丑年丁酉月丁丑日（申酉）

代占：失蹤水警吉凶及何時可以尋回？

變卦	伏神	六獸	六親	裝卦	本卦	世應
巳財		青龍	父	（酉）	×	
		玄武	兄	亥	▅ ▅	
（酉）父		白虎	官	丑	×	世
辰官	午財	螣蛇	兄	亥	○	
		勾陳	官	丑	▅ ▅	
		朱雀	孫	卯	▅▅▅	應

兄爻為用神。

官爻為忌神。

由於事件令一位英勇盡忠的警務人員喪生，此宗案件轟動香港，中、港聯手全力打擊走私活動，將不法之徒繩之於法，希望殉職英魂得到安息。

這卦是由一名學生提供，由於該名學生亦有朋友當警務人員，故以兄弟爻為該名失蹤水警，亦是此卦的用神。亥水兄弟爻臨三爻老陽自化入辰土官鬼水之墓庫再臨螣蛇，凶之至矣。四爻及六爻齊動本可構成巳酉丑金局令用神亥水兄弟爻得到扶持而不致入墓於辰土，可惜酉金空亡不能成局，亥水兄弟頓失倚靠。無論日、月或本卦都無法對亥水兄弟爻作出任何生扶，可見此亥水兄爻並非失蹤或仍在海上漂浮掙扎等待救援，故斷占卦之時該名女警已不幸英勇殉職了。

三爻亥水兄弟併上五爻再見亥水兄弟代表遺體漂浮移動的位置，學生又問何時能尋回遺體？日辰丁丑落二爻並無發動去剋亥水兄，故與亥水兄弟遇難無關。若然二爻丑官發動攻剋亥水兄弟，而應爻臨卯木孫則可剋制丑土官鬼反可令亥水兄弟轉危為安，遇難呈祥。可惜此卦用神亥水兄弟爻入墓於辰土，應爻卯木子孫卻對此無能為力。所以大家必需明白動爻、靜爻、變爻之間的互動關係，卦理要清楚才能了解卦中透露的信息。

至於屍體能否尋回，翌日戊寅，寅木並無落卦故能發揮日辰之用。由於寅日能破卦中之辰墓，墓庫除了代表死亡亦可代表隱藏，破了辰墓令亥兄遺體得以浮現，辰墓被破亦同時表示辰時尋回遺體。故我直斷戊寅日辰時便能尋回屍體。後來由報章報導得知，果於戊寅日辰時發現該名高級督察遺體，巳時運返水警基地，警隊一哥午時亦有到水警基地了解情況。這支卦十分清楚地顯示出當時的情境，吉凶及應期，很值得我們再三體會文王卦精妙之處。

備註：此卦於丁酉月所占，酉金卻處於空亡，不少人誤以為月令當旺逢空不空，這支卦是一個很好的例子以證明月令逢空仍是空，否則就不會有真空亡、假空亡及出空的學說了。這卦不論是四爻或六爻的酉金父都是空亡，故目下用神亥水兄弟等同身在酉月亦不獲酉金扶持而脫險。

或有讀者會問為何不用巳日沖動用神亥水兄弟而要用寅日破墓呢？這是由於巳火由空亡的酉金父母爻所化出故無力兼且其只會構成金局的其中一份子，故這巳火是不會去沖亥水兄的。另亦有人或會以為入墓的亥水兄弟爻受沖就不會入墓，這是一個極大的誤判，任何入了墓庫的卦爻，只能因墓庫被沖剋才可使其出墓，請緊記此點。若然亥水兄弟爻直接受沖，結果只會加深對亥水兄弟的傷害程度。

卦例五十三　癸卯年丁巳月辛卯日（午未）

代占：朋友已經失蹤四天占問有生命危險嗎？何時可以尋回？

變卦					亥官	丑孫
伏神						
六獸	騰蛇	勾陳	朱雀	青龍	玄武	白虎
六親	兄	孫	財	官	孫	父
裝卦	巳	（未）	酉	亥	丑	卯
本卦	▅▅▅	▅ ▅	▅▅▅	▅▅▅	×	○
世應	世			應		

兄弟爻為用神。

官鬼爻為忌神。

應爻為結局。

一名客人看似心情沉重，神情焦急，他有一個居於錦上路村屋的女性朋友，已失蹤四天，全無音訊，連手機都沒回應。由於她是一個二十餘歲的女子而且健康欠佳，很是擔心她的人身安全，故特意前來求問她是否安全及何時可以取得聯絡。

卦中六爻巳火兄弟爻為用神臨螣蛇，卦又逢六沖，幸好用神巳火兄弟當令經受得起亥水官鬼的沖剋。初爻卯木父母爻臨白虎化出丑孫再併上二爻又再化出亥水官鬼爻去沖六爻的用神巳火兄弟。應爻臨亥水官鬼爻亦代表這位朋友巳火兄弟爻的歸期。

我向客人詢問這名位女子是否在家中得不到父母寵愛及感受不到家庭溫暖？客人回應說她父母都不愛錫這名女兒，有時更會作出體罰，由於二爻代表宅爻這樣正正體現了卯父臨白虎化亥官沖剋巳火兄弟之情況，白虎為破損五行屬金無情之象，今化出亥水官鬼沖剋巳火兄弟已明確顯示不會有家庭溫暖。再者二爻丑土子孫化出亥水官鬼沖剋巳火兄弟，二爻為宅代表家中之事，兩者結合完全反映出這名少女離家出走全因在家中受到體罰及感受不到家庭溫暖。

至於何時尋回，亥水官鬼沖剋巳火兄弟，但巳火兄臨月令一定不會在丁巳月內尋回，六沖卦必須有日或月來合用神才能解除。我向客人解說這名女子必定會平安無事，並且將由警方尋回，但她卻不願意回家，會先去別處暫住。客人再追問他何時尋回，占時為丁巳月，巳亥相沖，丁巳月是不會回來的了，必須待至午月丙申日才可尋回。客人聽罷後遂安心離去。後來非常高興地通知我說這朋友果然於午月丙申日未時由警方尋回。

備註：卦中巳火兄弟爻雖臨螣蛇但由於亥水官鬼無力，用神巳火兄爻又當令，故不能單從六獸推斷其人已死。倘若占卦之日不在巳月而在子月則巳火兄弟爻危矣。再加上占卦日為辛卯，亥水洩於日辰無力沖剋用神，否則巳火兄弟爻又危矣。凡六沖卦必須用合來解，巳火兄弟爻離開巳月便會轉弱，午月來臨定必絕了亥水官爻，再到申日來合巳火兄爻，沖而逢合方能令用神巳火兄爻穩定下來，故我斷定要到午月丙申日才能尋回。大家必須要留意不能單以六沖卦亥水官鬼沖剋巳火兄弟及用神臨螣蛇就妄斷其生命有危險。解卦必須同時參詳各爻之五行旺弱方能準確拿捏卦中的意象。

卦例五十四　壬寅年庚戌月丁酉日（辰巳）

自占：某朋友是否曾經私吞金錢？

變卦	伏神	六獸	六親	裝卦	本卦	世應
酉孫		青龍	官	寅	○	應
		玄武	財	子	▅ ▅	
		白虎	兄	戌	▅ ▅	
	申孫	螣蛇	兄	丑	▅ ▅	世
		勾陳	官	卯	▅▅▅	
		朱雀	父	（巳）	▅▅▅	

世爻為自己。

兄爻為合伙。

財爻為金錢。

應爻為結局。

香港現時的經濟環境並不理想，不少公司店鋪結業，致令不少打工仔加入失業大軍，再要找到一份合適的工作殊不容易，部份人選擇與朋友嘗試創業以維持生計，但人心隔肚皮，當面對錢財利益誘惑的時候心術不正的人就可能會萌生貪念，此卦的占者亦懷疑被朋友私吞錢財，心中充滿疑惑。由於大家是合夥人的關係，不想鬧翻又不想妄斷從而傷害了朋友間之感情，故來占一卦作為參考。

所占朋友是四爻的戌土兄弟爻，間爻子水財為該筆金錢的用神，間爻戌土兄臨白虎併入庚戌月非常旺相，此卦如單看戌土兄爻並無發動，似乎子水財爻無受傷而判斷其朋友並無私吞公司錢財則又謬矣！除了用神之外應爻亦代表占者的朋友，故用神及應爻必需同時兼看。應爻同時亦顯示所占課題的結果，應爻老陽官爻動化回剋，官鬼爻為剋兄之物，今化酉金子孫爻回剋代表戌土兄弟爻不受制約，同時亦可理解為寅官青龍化絕，合作夥伴持青龍化絕化回剋表示其人不甚正直。二爻卯木官爻為靜爻對戌土兄弟的行為亦無任何剋制作用。應爻老陽寅木官顯示早在壬寅年已開始有私吞金錢的事情，又因酉金子孫爻是變爻，其回剋本卦之力甚猛，私吞金錢之事酉月尤其猖狂。世爻持丑土兄弟伏下申金子孫代表世爻的內心世界，丑土又是申金墓庫故僅是暗中思疑並無行動。

我向占者說明，你朋友確實有私吞金錢，而且已有一段時間了，應爻寅木官化絕，兄弟爻失去約束性，寅月已經開始虧空公司的錢了。事雖如此，但你不會舉報或採取任何行動對付他的。占者回答是的，他曾向朋友暗示公司的利潤與實際並不相符，亦有暗示朋友退回款項，但每當談及此事，朋友都是敷衍了之，不正面回應。占者續說未有想過報警或採取其他法律行動，或與朋友拆夥便作罷了。申金子孫原可出伏直接沖剋應爻，但因入墓於世爻的丑土兄弟，便變成只是必存不滿，念在大家的交情不想把事情鬧大，於是占者決定回去跟朋友拆夥，不再合作算了。

備註：此卦的戌土兄爻雖為用神，但大家不要執着於兄弟爻有否發動而劫財，更不要忽略應爻亦代表占者的朋友，老陽發動顯示事情已經發生了。設若應爻臨寅木青龍官只是靜爻並無化絕化回剋，則表示其友人十分正直，不會做出非法的事情，可惜現在寅木官爻化出酉金子孫回剋，無法剋制戌土兄弟爻，令到他有機會私吞金錢。初爻巳火父母空亡只代表世爻的公司無甚實力。希望這個卦例能令大家更加明白應爻的重要性。

卦例五十五　壬寅年庚戌月丁巳日（子丑）

占：風暴尼格於明天戊午日會否掛八號風球？

變卦	卯財		未父			
伏神						
六獸	青龍	玄武	白虎	螣蛇	勾陳	朱雀
六親	父	兄	孫	官	父	財
裝卦	未	酉	亥	午	辰	寅
本卦	×	⚊	○	⚋	⚊	⚋
世應			應			世

父爻為八號風球訊號。

官爻為颱風的強弱。

當日上課時一名學生提出這卦問及尼格會否令到香港天文台於明天（戊午日）懸掛八號風球訊號。此卦以父母爻為用神，官鬼爻則代表風暴的強弱，卦中二爻辰土父母爻臨勾陳恰巧顯示這個風暴移動速度不快。因為辰戌丑未為墓庫亦為土性，活動能力緩慢，反而寅申巳亥為驛馬變動速度較快。午火官鬼代表今次風暴的破壞力，幸無發動，這個尼格對香港不會構成嚴重災害或致命事故。應爻若臨子孫爻且旺相，大多都不會掛八號風球的。因為孫爻是剋官的性質能夠剋制風暴的破壞力。正如上文所述，官鬼爻代表風暴的強弱及破壞力，應爻臨孫制官，官鬼何力之有?再者官鬼爻是父母爻的元神，既然風力不大，便必定不會發出八號風球訊號了。此卦應爻會入亥卯未財局，故卦中亥水子孫爻不復存在，亦即官爻無制。應爻會成財局同時會破壞父母爻，而卦中辰土父母爻代表明天會否懸掛八號風球，三爻午火官爻值日及無發動生助，辰土父爻受剋受破，斷其戊午日天文台不會懸掛八號風球。果然戊午日天文台並沒有發出八號風球訊號，只是維持三號風球而矣。

備註：凡占天氣官鬼爻為剋身之物，故官鬼爻動必定有嚴重的風雨雷電。風暴訊號則以父母爻為用神，故此若問會否懸掛八號甚或一號風球訊號財爻俱不能發動，若子孫爻旺相而發動或臨應爻亦不會有颱風，蓋子孫剋官鬼也。

卦例五十六　癸卯年己未月乙亥日（申酉）

占：天文台今天會否就颱風泰利懸掛八號風球？

變卦			戌父	丑父		
伏神						
六獸	玄武	白虎	騰蛇	勾陳	朱雀	青龍
六親	官	父	兄	父	財	孫
裝卦	巳	未	（酉）	辰	寅	子
本卦	▅▅▅▅	▅　▅	○	○	▅▅▅▅	▅▅▅▅
世應	應			世		

父爻為用神即八號風球。

官爻為風暴的強弱。

凡占天氣或颱風，父母爻為陰天及風雨，亦是風球訊號，亦為剋孫之物。子孫爻則代表晴天，風和日麗，陽光普照。官鬼爻代表災難，天災，風暴。天文台會否懸掛八號風球必須要同時參看官鬼爻及父母爻。

應爻是所問之結局亦可代表香港，今應爻臨巳火官鬼爻為驛馬代表速度，顯示這個風暴直向香港快速移動。五爻未土父母爻代表颱風訊號，寅財在世應外且無發動表示未土父母爻並未受制，懸掛八號風球事在必行。子孫爻本可剋官奈何弱而無力。四爻酉金兄弟爻代表香港市民，臨螣蛇化空表示有市民因風暴受傷，幸不致命。三爻辰土父母爻化退不能影響其他旁爻，初爻子水孫爻為靜爻不會剋制官鬼爻，綜合推斷天文台將於己未月丙子日子時懸掛八號風球。由於丙子日辰落於初爻，故子日不能剋制應爻巳火官鬼爻。（請參看日辰篇）

備註：天文台果於己未月丙子日子時改掛八號風球。

卦例五十七　壬寅年辛亥月乙亥日（申酉）

占妻子於癸卯年內能否成功懷孕？

變卦	伏神	六獸	六親	裝卦	本卦	世應
寅孫		玄武	父	（酉）	×	
		白虎	兄	亥	▅ ▅	
		騰蛇	官	丑	▅ ▅	世
	午財	勾陳	兄	亥	▅▅▅	
亥兄		朱雀	官	丑	×	
丑官		青龍	孫	卯	○	應

世爻為自己。

孫爻為用神。

父爻為忌神。

財爻為妻子。

中國人傳統思想不孝有三無後為大，雖然不少家庭已是無孩家庭，但當老人家心急抱孫的時候後輩亦難免有壓力。此卦占者亦很想有一兒半女陪伴自己，故此丈夫前來詢問太太能否懷孕。

初習卦者容易錯判應爻既臨卯木子孫又是青龍必定會有子女，實屬誤判。用神的確是以子孫爻為兒女，但能否懷孕端看父母雙方的身體狀況，尤其以太太為重。三爻的午火財爻為占者的太太，惜占卦日是亥月亥日，而午火財爻又伏在亥水兄弟爻之下，完全弱不堪扶。世爻持丑土官鬼爻於亥月亥日全不旺相，再併入二爻化出同一亥水兄弟爻，二爻正是生殖器官的位置，顯示占者本身健康亦有問題，生育能力欠佳。此卦無論占者或其太太同樣都是健康頗差，尤其二爻顯示占者的生育能力比太太問題更嚴重。太太午火財爻又伏在亥水兄弟爻之下全無救應，午火受傷代表太太的精神、心臟、血氣血壓都不理想。

故我對該男士說你們兩人必須先調理好身體，不育問題不一定出在女方，男方本人亦有責任，調好身體後，卯年酉月或有機會有小朋友。客人亦說太太經常頭暈，體虛甚至暈倒，健康情況令人擔心。

備註：此卦應爻臨卯木孫又是青龍，會令到初學者誤以為卦象顯示明年癸卯年太歲臨應必定有喜，錯判也！此卦無論世爻或太太兩人身體健康都出問題，何來能力懷孕？世爻持官已代表其人體質欠佳，併入二爻丑官正正顯示世爻的生殖能力差，冬日濕土實太虛寒了。之所以若問懷孕必須兼看父母爻及子孫爻，絕不能單看子孫爻便貿然定論。

卦例五十八　壬寅年辛亥月庚午日（戌亥）

占：美國登月火箭於辛亥月癸酉日（當地時間）能否成功發射上太空？

變卦	（戌）財					子父
伏神			午孫		寅兄	
六獸	螣蛇	勾陳	朱雀	青龍	玄武	白虎
六親	財	官	父	官	父	財
裝卦	未	酉	（亥）	酉	（亥）	丑
本卦	×	▅▅▅	▅▅▅	▅▅▅	▅▅▅	×
世應			世			應

父爻為火箭。

忌神為財爻。

學生在課堂上提出這卦。由於上次探月升空需要改期，今次升空能否成功呢？

卦中二爻亥水父母爻用神代表今次發射的火箭但却臨空亡，而癸酉日是升空的日子臨三爻亦是不會生旺空亡的亥父，再加上應爻丑財為忌神發動剋用神亥父，表面看來發射必定失敗，但亥父空亡，伏神寅兄可以出伏剋制應爻的忌神丑財，用神亥父亦因臨空亡不被應爻的白虎丑財所剋亦因寅兄出伏可以剋制丑財，故問題是可以解決的。而六爻未財忌神雖然化進但却化空代表以前令到上次升空失敗的技術問題已經解決，所以我斷定美國今次的探月火箭是可以成功發射的，果然於辛亥月癸酉日順利升空了。

備註：此卦關鍵在於二爻的用神亥父臨空亡，卦理上必須明白二爻亥水父爻如非空亡則必定被應爻的忌神丑財剋死而後再化出的另一個子水父爻就代表要改期了。但現在亥水父空亡寅兄得以出伏，令到所有忌神財爻受剋，表示令到火箭不能升空的問題已經全部解決，包括上一次的失敗亦即六爻的未土財的問題亦已經化空了。四爻的亥父爻亦是空亡，而伏神是可以令到亥父絕於其身的伏神午火孫，反觀今次的二爻亥水父伏下寅兄，因飛神亥父空亡，寅兄便可以出伏去處理了所有困難，所以能夠順利升空。故此必須要明白，卦中哪一支爻是真正的用神，理解到空亡的妙用，再分清忌神的動向，解卦時便可避免誤判而導致失準了。

聽玄說卦——文王卦詳解

卦例五十九　壬寅年辛亥月己巳日（戌亥）

男自占：辛亥月壬申日能否抽到車位？

變卦	伏神	六獸	六親	裝卦	本卦	世應
		勾陳	兄	子	▅ ▅	世
		朱雀	官	（戌）	▅▅▅	
		青龍	父	申	▅ ▅	
申父		玄武	財	午	×	應
午財		白虎	官	辰	○	
		螣蛇	孫	寅	▅ ▅	

兄爻為競爭者。
父爻為車位。
財爻為忌神。
應爻為結局。

這支卦是有一名學生在課堂上提出的，由於香港的汽車數量不斷增多而車位的供應量十分短缺，導致近年車位售價動輒超過百萬港元，有些地區售價甚至需要數百萬元，更有些只租不賣的業主要求每三個月或每年都要抽簽租車位。

卦中四爻的申金父爻臨青龍是卦中的用神，亦是問卦者能否成功獲分配的車位。二爻的老陽辰官化午火財爻為以前曾經抽車位不成功，但午火財為忌神臨應已經顯示今次亦會失敗再化申金父爻只是代表要等待下一次的機會，卦中應爻發動沖世爻亦代表不能如願。

結果於壬申日學生收到通知果然沒有成功抽獲得車位，只能待下一次再碰運氣了。幸而今次車位是有補發制度的，卦中的應爻老陰午財化出的申金父值日有力，後來學生通知我他第二次補發時終於成功分配到一個車位，則誤判矣。

備註：此卦的用神是四爻的申金父代表車位，而應爻臨財有破父之象已經顯示不能抽到。若以為應爻午火財化出申金生旺世爻便能夠成功獲得分配車位，須知應爻午火財是此卦的結果，申金父已經與今次毫無關係，申金父亦與卦中四爻申金父一樣，故此是先失敗而後最終成功獲得分配一個車位。通過這支卦例希望大家可明白卦中顯示事情變化的先後次序。

聽玄說卦——文王卦詳解

卦例六十　壬寅年壬子月壬寅日（辰巳）

代占：二零二二年世界盃阿根廷能否奪得冠軍？

變卦	伏神	六獸	六親	裝卦	本卦	世應
		白虎	兄	（巳）	▅▅▅▅	世
		騰蛇	孫	未	▅▅ ▅▅	
		勾陳	財	酉	▅▅▅▅	
		朱雀	官	亥	▅▅▅▅	應
		青龍	孫	丑	▅▅ ▅▅	
（辰）孫		玄武	父	卯	○	

官爻代表名次。
父爻為阿根庭。
財爻為忌神。
應爻為結局。

世界盃賽事風靡全球，市民都談論世界盃花落誰家，故此有一名女同學占了一卦，問阿根廷能否奪冠。

初爻卯父為阿根廷國家隊亦是此卦的用神。這支離為火是六沖卦而化為六合。卦中酉金與卯木互相衝擊，金木交戰之下卯木父必然受傷，但酉金財爻忌神是靜爻。而卯木父却發動其力則大於靜爻的酉金財，加上初爻卯木父有日辰壬寅日拱扶，而酉金財爻於子月寅日又不旺相，故此卯木父反而能沖走忌神酉金財，而不是酉金財爻沖剋卯木父。

應爻為答案臨亥官得子月扶持，所以是亥水官沖走六爻的巳火兄，因為應爻為問事的結局，若果巳兄並無空亡而有力衝擊亥水官，則阿根廷就會敗陣，現在亥水官有力沖走巳火兄，即表示所問之事並無受傷。由於六沖卦是點對點，故此初爻必定與四爻、二爻必定與五爻、而三爻必定與六爻發生沖擊，故此初爻的卯木父爻只會與四爻的酉金財爻發生作用，六爻的巳火兄爻既然空亡更加無力與亥水官匹敵了。此外卯父化出的辰土孫空亡自然亦不會合入忌神的酉金財，代表阿根廷國家隊不會自化辰孫去合入忌神的酉金財而引致輸波。這支卦是非常精妙的佈局，縱然本卦是六沖卦亦不能令卯木父受傷，六合亦不會令卯木父爻合入忌神而失去冠軍，最後阿根廷終於贏得冠軍，希望讀者用心研究，必定會獲益良多。

卦例六十一　壬寅年癸丑月辛未日（戌亥）

代占：朋友於癸卯年及甲辰年的健康如何？

變卦				辰官		
伏神				午財		
六獸	螣蛇	勾陳	朱雀	青龍	玄武	白虎
六親	兄	官	父	兄	官	孫
裝卦	子	（戌）	申	（亥）	丑	卯
本卦	▅ ▅	▅▅▅	▅ ▅	○	▅ ▅	▅▅▅
世應	應			世		

孫爻為醫藥。

兄爻為用神。

官爻為忌神。

應爻為結果。

這支卦是一名學生占問，關於他一名朋友未來兩年的健康情況，由於學生已知這位朋友健康情況不佳，是長期病患者且經常出入醫院，對好友的病情非常擔心，故有此問。

卦中六爻子水兄為朋友，忌神官爻即所患的疾病為五爻的戌官，應爻子兄用神臨螣蛇，卦中忌神戌土官爻空亡但事實已知身患疾病。官爻空亡是非常不吉的事情，因為已知有疾病而官鬼爻臨空亡，表示官爻不受生剋寓意藥石無靈，加上卯孫為醫生反在世應之外，更無發動去剋制戌官，更甚者是辛未日辰引卯孫入日基、占卦的是癸丑月辛未日對用神不但全無生扶作用，日辰更來剋子水兄，卦中的卯孫無力去破忌神戌土官，官爻戌土空亡更加令到醫生束手無策。加上三爻午財出伏生旺二爻丑土官，辛未日沖二爻的丑土官使之暗動剋合用神子水兄等同於丑月剋死子水兄，我推斷他這名朋友於壬寅年丑月將有生命危險，難逃出丑月的剋合。後來得知學生的朋友於壬寅年癸丑月甲申日仙遊了。

備註：所有占病的卦，若果已知有病在身而官爻空亡絕不能作吉論。因為已經存在的病何來會空亡呢！反而應解作空亡的官爻不為醫藥所制，故此卦中的戌官空亡表達子水兄已無藥可救。更加上孫爻入墓於日辰，三爻伏神午財伏神又不為日、月所剋，更加上伏神午財為仇神生旺二爻丑官，致令其被未日沖動去剋合用神子水兄。假若卦中的丑官不暗動，反而不能作凶論，因為子水兄爻並無直接受剋，即使子水兄臨螣蛇也不能作死期將至論。此卦重點在於癸丑月令用神子水兄直接受剋而真正面臨死亡。此外世爻的亥水兄化出辰官不能當世爻受傷，因為世爻的亥兄是真空亡的。這支卦值得學習的要點是忌神空亡不能作吉論。

卦例六十二　癸卯年甲寅月丙申日（辰巳）

占問：寅月內能否收到公司通知可取回款項？如有消息會是何日？

變卦	伏神	六獸	六親	裝卦	本卦	世應
		青龍	財	未	▅ ▅	
		玄武	官	酉	▅▅▅	
申官	午孫	白虎	父	亥	○	世
午孫		螣蛇	官	酉	○	
	寅兄	勾陳	父	亥	▅▅▅	
		朱雀	財	丑	▅ ▅	應

世爻為自己。

父爻為用神。

財爻為忌神。

應爻為結局。

此卦的用神為父爻，因為卦中的課題是何時可以有通知故以父爻為訊息，由於客人的款項數目太大，故此公司要通知政府有關部門查清楚後才可以將款項發回給客人。卦中的應爻丑財為事情的結局，而亥父勾陳是代表公司的通知書，一般以為忌神臨應何來會有好消息，但由於此卦問寅月內會否有消息，二爻亥父伏下的寅兄正是代表寅月，但因亥水父爻羈絆着寅兄故此必須要有巳來沖走亥父，寅兄才可出伏去剋制忌神丑財。我對客人說甲寅月己亥日當可收到通知，後來客人果然於甲寅月己亥日己巳時收到官方通知可以取回款項了。

備註：卦中應爻的丑土財爻並非客人所說的款項而是事情的結局，要斷其客人的錢是否來歷不明，必定要看六爻的未土青龍財。既然青龍性質光明正大，故此斷其必定可以取回。三爻的酉官代表政府部門，化出午火孫回剋，即是酉官受制，意味政府查不出任何疑點遂結束調查。世爻亥水父亦是代表等待消息，化出申官是自己感受到的壓力，而世爻伏下的午火孫爻已被剋死，孫爻代表解憂之神，孫爻被剋死，故此表示世爻感覺非常煩惱。二爻亥水父臨勾陳才是代表今次詢問的訊息亦是此卦的用神，伏下寅兄可以出伏剋制應爻的丑土財爻忌神。此卦的組合非常複雜，但必須準確捉用神切勿以為款項就用財爻作為用神，其實等官方通知才是所問重點，故真正的用神實為父爻。因為官方沒有通知，客人是沒法取回該筆款項的。

卦例六十三　癸卯年甲寅月庚戌日（寅卯）

占：辛亥日財政預算案會否發放一萬元消費券？

變卦	伏神	六獸	六親	裝卦	本卦	世應
		螣蛇	父	未	▅ ▅	世
		勾陳	兄	酉	▅▅▅	
申兄		朱雀	孫	亥	○	
		青龍	父	丑	▅ ▅	應
		玄武	財	（卯）	▅▅▅	
（寅）財		白虎	官	巳	○	

官爻為政府。

父爻為用神。

財爻為忌神。

此卦是一名學生詢問政府會否再次發放一萬元的消費券或完全不會發放呢？

此卦的用神是父母爻，因為發放與否全看政府的政策，故此不能以財為用神，財爻只能代表發放的金額多寡而矣！三爻丑父青龍為用神，亦代表政府的決策，而忌神則是財爻，若然財爻臨應爻破父反而代表政府不會發放消費券了。卦中初爻與四爻的巳亥沖是初爻的巳火官受傷，因為巳火官爻化空無力與四爻的亥水孫對敵，何況亥水孫更有申兄回生故其力甚大。巳官亦代表政府，孫爻旺相，官爻受剋，反映政府順應民意，明白市民的心意，希望得到消費卷，二爻卯財是代表發放的金額，由於此卦是一支六沖卦，故此五爻酉兄本沖剋卯財，幸好卯財空亡，避過而無受傷，但亦由於卯財空亡，故此酉兄不能令卯木財爻受傷而卯木財爻亦是占者所問的一萬元的用神。

應爻的青龍丑父沖動世爻的未父，顯示此次的預算案必然令占者失望，因為占者希望今次能夠與上一次的金額一樣，應來沖世不能如願了。

備註：這支卦問預算案的消費券與政策有關，故取父爻為用神，如父爻空亡或是受剋，則必然不會有消費券。而財爻只是代表金額，卦中二爻卯財空亡臨玄武再被酉金兄沖空，必然有所轉變，亦由於卯財空亡，明天辛亥日卦中的亥孫只會沖動初爻的巳官而不能生助空亡的卯財。卯財既然空亡無力，故消費券的金額只會減少而不會增加。應爻的青龍丑父並無受傷所以我斷其辛亥日的預算案會有消費券，只是金額較上年一萬元少很多了。

果然於甲寅月辛亥日政府宣佈仍會派發五千元消費券。讀者要學好文王卦必須清楚選擇用神，此卦若錯以財爻為用神，則卯財既空亡又被酉金兄弟爻沖剋，必會誤判以為政府不會派發消費券了。

聽玄說卦——文王卦詳解

卦例六十四　壬寅年庚戌月甲寅日（子丑）

代占：朋友壬寅年健康如何？

變卦	伏神	六獸	六親	裝卦	本卦	世應
		玄武	父	戌	▬▬▬	
未父		白虎	兄	申	○	應
		螣蛇	官	午	▬▬▬	
		勾陳	兄	申	▬▬▬	
	寅財	朱雀	官	午	▬ ▬	世
	（子）孫	青龍	父	辰	▬ ▬	

兄爻為用神。

孫爻為醫生。

官爻為忌神。

應爻為結局。

此卦三爻申金兄爻為用神，四爻午官為忌神亦代表申兄所患的疾病，四爻的午官是真正的忌神，二爻朱雀午官伏下的寅財為仇神，意味此病必難斷尾，而只會越來越嚴重。初爻子孫是此卦的醫生或藥物可惜伏在辰父之下，飛來剋伏，子水孫全無生扶所以無力沖走二爻及四爻的忌神午火官，四爻午官臨螣蛇，必然是有生命危險的病情，醫生亦難確定其病因。

間爻中的三爻申兄為問事的朋友併入應爻的申兄臨白虎並化出未父，由於父爻是剋孫之物象徵藥石無靈令到申兄更加難以康復。醫生已經囑咐申兄的家人要有心理準備。此卦忌神午官臨螣蛇，而申兄臨勾陳亦同時並存在間爻內，幸好卦中二爻及四爻的忌神午官並無發動尤其是二爻的午官朱雀有伏神寅木財貼身生旺。而初爻的伏神子水孫爻為飛神辰父所剋，即使在子月亦不會沖動二爻的忌神午官反為吉象，因為二爻的午官忌神有寅木仇神生旺，子月來沖午官反而成為暗動，故此應爻申兄亦因此不致即時受傷。

卦中的課題是能否平安度過壬寅年，太歲寅木為伏神，寅木財爻為伏神全力洩在午官朱雀飛神並不會直接去沖擊用神申金兄。故此斷其朋友能平安渡過壬寅年，直至癸卯年的二月中旬得悉占者朋友，雖然病重但仍然在世。

備註：凡占朋友病情吉凶，必須要觀察官爻、兄爻及孫爻的旺弱，此卦子水孫爻被剋死只是顯示其病情已經到了無藥可救的地步，但亦不能因為孫爻受剋而斷其必死，必須要同時參看官爻與兄爻的關係，就以此卦例來說，忌神午官並無發動來剋用神申兄，病情雖然嚴重但未至於即時致命，若然午火官發動則申兄就會有生命危險。課題中問朋友能否平安渡過壬寅年，寅財為太歲伏下生忌神官爻寅年內病情必然加重，但由於壬寅太歲正臨二爻並且是伏神故不能直接沖剋卦中用神申兄，若然壬寅年的寅木沒有在卦內則太歲直沖用神申兄就不能平安渡過壬寅年了。太歲、月令及日辰落卦與否對卦的解讀影響就是有如此大的分別，希望讀者能籍本書領略到其中奧妙。此亦是作者無私分享一己心得的初衷！

書名：聽玄說卦——文王卦詳解
系列：心一堂當代術數文庫・占筮類
作者：黃展鵬
主編：陳劍聰、潘國森
責任編輯：心一堂當代術數文庫編輯室
封面設計：陳劍聰

出版：心一堂有限公司
通訊地址：香港九龍旺角彌敦道六一〇號荷李活商業中心十八樓〇五至〇六室
深港讀者服務中心：中國深圳市羅湖區立新路六號羅湖商業大厦負一層008室
電話號碼：(852) 90277110
網址：publish.sunyata.cc
電郵：sunyatabook@gmail.com
網店寶店地址：https://sunyata.taobao.com
微店地址：https://weidian.com/s/1212826297
臉書：https://www.facebook.com/sunyatabook
讀者論壇：http://bbs.sunyata.cc

版次：二零二四年八月第二版

定價：港幣　一百四十八元正（平裝）
新台幣　五百九十八元正（平裝）

平裝

國際書號　978-988-8266-18-0

香港發行：聯合新零售（香港）有限公司
香港新界荃灣德士古道220-248號荃灣工業中心16樓
電話號碼：(852)2150-2100
電郵：info@suplogistics.com.hk

台灣發行：秀威資訊科技股份有限公司
地址：台灣台北市內湖區瑞光路七十六巷六十五號一樓
電話號碼：+886-2-2796-3638 傳真號碼：+886-2-2796-1377
網絡書店：www.bodbooks.com.tw
台灣國家書店讀者服務中心：
地址：台灣台北市中山區二〇九號一樓
電話號碼：+886-2-2518-0207
傳真號碼：+886-2-2518-0778
網址：www.govbooks.com.tw

心一堂微店二維碼

心一堂淘寶店二維碼